Medical Rehabilitation

編集企画にあたって………

　悪性腫瘍(がん)は疾病対策上の最重要課題として対策が進められ，少なくとも半数以上の患者が長期生存可能となった．また，進行した病期のがんであっても生存期間の延長が可能となり，がんは不治の病から慢性疾患に様相を変えつつある．

　がん患者にとっては，がん自体に対する不安とともに，がんの直接的影響や手術・がん薬物療法・放射線療法などによる「身体障害に対する不安」も同じように大きいものである．加えて，近年のめざましいがん医療の進歩とともに，障害の軽減，運動機能や生活機能の低下予防・改善，治療と学業や仕事の両立支援などを目的としたリハビリテーション診療の必要性は，今後さらに増していくと考えられる．

　我が国では，2006 年に「がん対策基本法」が制定された．その基本的施策の 1 つに，「がん医療の均てん化の促進」が掲げられ，がん患者の療養生活の質を維持・向上させることが謳われている．すなわち，がんの予防や治療だけでなく，症状緩和や心理・身体面のケアから自宅療養や復職・復学支援などの社会的な側面まで支援していくことが法律で定められ，がん対策における国の基本的な方針となった．2016 年には「がん対策基本法」が改正され，その第 17 条に，「がん患者の療養生活の質の維持向上に関して，がん患者の状況に応じた良質なリハビリテーションの提供が確保されるようにすること」が明記された．法律の改正を受けて 2017 年から開始された第 3 期がん対策基本計画では，がんリハビリテーションとともに，ライフステージやがんの特性を考慮した個別化医療が重点課題の 1 つとなった．小児，思春期および若年成人を意味する AYA(adolescent and young adult)世代，働く世代(壮年期)から高齢者まで，個々のライフステージごとに異なった身体的問題，精神心理的問題，社会的問題を抱えていることから，ライフステージに応じた様々な問題にテーラーメイドで対応していくことが，がん患者が自分らしさと尊厳をもって，がんと向き合って生活していくうえで必要とされている．

　AYA 世代のがん対策においては，就労支援(修学・就職時期と治療時期が重なることへの配慮)，晩期合併症や後遺症などの長期フォローアップ体制，相談支援体制(心理社会的な問題や教育の問題への対応など)，セクシャリティの問題(生殖機能障害や性に関するボディイメージの変化など)への対応，緩和ケアの提供体制(AYA 世代の患者であっても病状に応じて適切な介護が受けられる対応)など多くの課題が残されている．

　そこで，今回，「AYA 世代のがんへのリハビリテーション医療」を企画し，第一線でがん医療やリハビリテーション医療に携わっておられる多職種の先生方にご執筆いただいた．AYA 世代の QOL やがんリハビリテーションに関して，執筆陣の豊富な臨床経験から培われた内容が満載されており，がん医療やリハビリテーション医療に携わるメディカルスタッフの日々の臨床業務のお役に立てれば幸いである．

　本特集が，がん医療の質の向上に貢献し，がんサバイバーの QOL 向上の一助となることを期待している．

2022 年 6 月

辻　哲也

Key Words Index

Writers File

ライターズファイル（50音順）

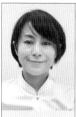

安藤牧子
（あんどう まきこ）

1999 年	日本福祉教育専門学校卒業
	鶴巻温泉病院リハビリテーション科
2002 年	静岡県立静岡がんセンターリハビリテーション科
2006 年	慶應義塾大学病院リハビリテーション科

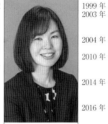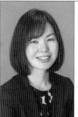

坂本はと恵
（さかもと はとえ）

1999 年	北千住旭クリニック
2003 年	国立がん研究センター中央病院患者・家族相談室
2004 年	同センター東病院患者・家族支援相談室
2010 年	日本福祉大学大学院社会福祉学研究科修士課程修了
2014 年	国立がん研究センター東病院サポーティブケアセンター
2016 年	同, 副センター長

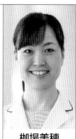

栁場美穂
（はさば みほ）

2002 年	神戸女学院大学人間科学部人間科学科卒業
2004 年	同大学大学院人間科学研究科博士前期課程修了（人間科学修士）
2005 年	臨床心理士
	心斎橋心理療法センター
	関西医科大学精神神経科
2009 年	静岡県立静岡がんセンター多職種がん専門レジデント, 心理療法士
2011 年	同センター緩和医療科, 心理療法士
2019 年	公認心理師

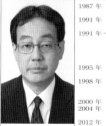

大森まいこ
（おおもり まいこ）

1999 年	慶應義塾大学医学部卒業
	同大学医学部リハビリテーション医学教室入局
2001 年	同大学月が瀬リハビリテーションセンター
2003 年	同大学医学部リハビリテーション医学教室
2005 年	川崎市立川崎病院リハビリテーション科
2006 年	慶應義塾大学医学部リハビリテーション医学教室
2017 年	国立病院機構埼玉病院リハビリテーション科, 医長
2020 年	同, 部長

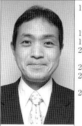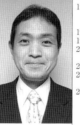

田尻寿子
（たじり ひさこ）

1989 年	名古屋大学医療技術短期大学作業療法学科卒業
	作業療法士（取得）
	慶應義塾大学月が瀬リハビリテーションセンター
1997 年	湘南ふれあい学園茅ヶ崎リハビリテーション専門学校
2002 年	静岡県立静岡がんセンター
2005 年	北里大学大学院医療系研究科卒業
2020 年	静岡県立静岡がんセンターリハビリテーション科, 技師長

森 文子
（もり あやこ）

1992 年	熊本大学教育学部特別教科（看護）教員養成課程卒業
	九州大学医学部付属病院, 看護師
1995 年	兵庫県立看護大学, 助手
2000 年	北里大学大学院看護学研究科修士課程がん看護分野修了
2000 年	国立がんセンター中央病院, 看護師
2006 年	同センターがん対策情報センター, 研修専門官
2010 年	国立がん研究センター中央病院看護部, 副看護部長（現在に至る）

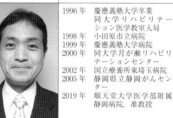

岡村 仁
（おかむら ひとし）

1987 年	福井医科大学医学部卒業
1991 年	広島大学大学院医学系研究科修了
1991 年～94 年	広島大学病院精神科／中国労災病院健康診断センター／広島市民病院精神科／国立呉病院精神科
1995 年	国立がんセンター中央病院精神科
1998 年	同センター研究所支所精神腫瘍学研究部, 緩和ケア研究室長
2000 年	広島大学医学部, 教授
2004 年	同大学大学院保健学研究科, 教授
2012 年	同医歯薬保健学研究科, 教授
2020 年	同医系科学研究科, 教授（現在に至る）

田沼 明
（たぬま あきら）

1996 年	慶應義塾大学卒業
	同大学リハビリテーション医学教室入局
1998 年	小田原市立病院
1999 年	慶應義塾大学病院
2000 年	同大学月が瀬リハビリテーションセンター
2002 年	国立療養所東埼玉病院
2005 年	静岡県立静岡がんセンター
2019 年	順天堂大学医学部附属静岡病院, 准教授

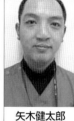

矢木健太郎
（やぎ けんたろう）

2003 年	国立善通寺病院付属リハビリテーション学院卒業
	雪の聖母会聖マリア病院
2008 年	国際医療福祉大学大学院修士課程修了

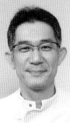

岡山太郎
（おかやま たろう）

2000 年	平成医療専門学院（現：平成医療短期大学）卒業
	帝京大学医学部附属病院リハビリテーション部
2003 年	静岡県立静岡がんセンターリハビリテーション科

辻 哲也
（つじ てつや）

1990 年	慶應義塾大学卒業
	同大学リハビリテーション医学教室入局
1998 年	同大学病院リハビリテーション科, 医長
2000 年	英国ロンドン大学（UCL）・国立神経研究所リサーチフェロー
2005 年	慶應義塾大学リハビリテーション医学教室, 専任講師
2009 年	同大学病院リハビリテーション科, 診療副部長
2011 年	同大学医学部腫瘍センターリハビリテーション部門, 部門長
2012 年	同学部リハビリテーション医学教室, 准教授
2020 年	同, 教授

Contents

AYA世代のがんへの リハビリテーション医療

編集企画／慶應義塾大学リハビリテーション医学教室教授　辻　哲也

Monthly Book

MEDICAL REHABILITATION No. 277/2022. 7 （目次）

編集主幹／宮野佐年　水間正澄

輝生会がおくる！

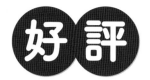

リハビリテーションチーム研修テキスト

―チームアプローチの真髄を理解する―

2022 年 2 月発行
B5 判　218 頁
定価 3,850 円（本体 3,500 円＋税）

監修　石川　誠　水間正澄
編集　池田吉隆　取出涼子　木川和子

専門職による職種を超えたチームアプローチの作り方！

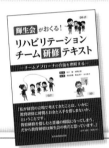

輝生会開設者の石川 誠が最も力を入れてきた
「教育研修」を余すことなく解説。
人材育成、リハビリテーションチームの醸成など
現場教育へ応用していただきたい一書です！

CONTENTS

＼詳しくはこちら！／

全日本病院出版会
〒113-0033 東京都文京区本郷 3-16-4　Tel：03-5689-5989
www.zenniti.com
Fax：03-5689-8030

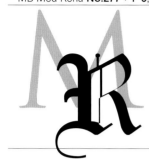

MB Med Reha **No.277**：1-6, 2022

特集／AYA 世代のがんへのリハビリテーション医療

AYA 世代がんサバイバーの QOL

大森まいこ*

Abstract　AYA 世代がんサバイバーは，がんの症状や治療によって精神的，身体的な影響だけでなく，周囲との関係や学業・就労，経済的なこと，結婚，出産など様々な環境やライフイベントに影響を受け，問題に直面することになる．そのため，AYA 世代がんサバイバーの QOL は全般的に同世代の健康な者と比較して低いことが知られている．そして，QOL の低下は長期間続く可能性がある．しかし，AYA 世代がんサバイバーの QOL 低下について研究され，知られてきたのはここ 10 年程度のことである．QOL 低下をもたらす問題について，治療早期から支援を行うことができれば，QOL 向上に少しでも役立つのではないかと考える．特に必要なことは，疾患・治療，就労や学業，経済の支援制度，妊孕性保存などの情報を提供し，サポート体制につなげることである．また，運動が QOL 向上に効果があったという報告もある．

Key words　AYA 世代がんサバイバー(adolescent and young adult cancer survivors)，quality of life；QOL，仕事・学業の問題(work/school problems)，経済的問題(financial problems)，妊孕性の問題(fertility problems)，支持療法(supportive care)，運動(exercise)

はじめに

　思春期・若年成人(adolescent and young adult：AYA)世代は，ちょうど身体的，精神・心理的，社会的に大きな成長や変化を遂げる時期であり，15〜39 歳くらいの年代に定義されることが多い．

　この年代のがん罹患率は低いものの，他の世代に比べて治療成績があまり良くないとされてきた．しかし，近年のがん治療成績の改善に伴い，AYA 世代のがん死亡率も低下してきており，それに伴いがんと診断されたこと，がん治療によってその後の人生，QOL に大きく影響を及ぼすことが問題となっている．

表 1. 思春期，若年成人の特徴

思春期	・精神的・社会的自立に向けて発達段階 ・就労前で経済的自立はしていない ・意思決定の主体は親
若年成人	・精神的・社会的に自立し始めた ・就労しており経済的に自立 ・意思決定の主体は自分

AYA 世代がんサバイバーの特徴

　一般的に，思春期，若年成人は**表1**のようにいわれることが多い．しかし，自立といったようなことは，個人個人，また環境にもよっても違い，個人差が大きい．まだ身体面，精神面，環境面，いずれにおいても変化の多い時期であるため，病気になり治療することによる影響を受けやすく，その影響も長期にわたる可能性が高い．また，発

* Maiko OMORI, 〒 351-0102 埼玉県和光市諏訪 2-1　国立病院機構埼玉病院リハビリテーション科，部長

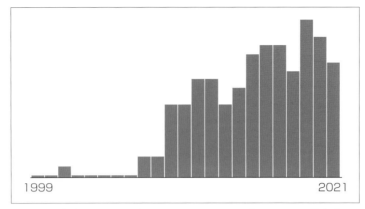

図 1. 年代別 AYA 世代がんサバイバーに関する QOL の報告数

達や自立は個人差が大きいため，影響を受けたことによって生じる問題は個人によって大きく異なると考える．AYA 世代発症がんサバイバー（以下，AYA 世代がんサバイバー）は個別性が高いことが特徴であり，QOL に関する問題も多岐にわたると考えられる．

AYA 世代がんサバイバーの QOL に関する研究

Pub med で「adolescent and young adult」「cancer survivors」「QOL」の検索で抽出された文献は132論文であった（2021 年12月時点）．その大部分は 2005 年以降，特に 2010 年代後半以降に発表されたものであった（図1）．AYA 世代がんサバイバーの QOL についての研究が比較的新しいものであることが，ここからもわかる．

132論文の中で1番古いものは 2001 年にMeeske らが発表したものであり，小児がん患者のサバイバーの心的外傷後ストレス障害（post traumatic stress disorder；PTSD）と QOL についての初めての報告であった[1]．がん治療が終了して最低1年以上経過した51 人の小児がん患者に対して，面接による PTSD や QOL の調査を行い，51 人のうち PTSD と診断されたのは11 人で，PTSD と診断されなかった 40 人と比較して有意に QOL の低下を認めたというものであった．

Quinn らは，2015 年に AYA 世代がんサバイバーとその関係者（主に両親）の QOL に関する報告について，システマティックレビューを行った[2]．35 の論文が対象となり，QOL を直接評価する研究だけでなく，QOL に関連するような項目，

例えばうつ状態や不安，情報や支援体制などについての報告も含まれている．

同世代の健康な対象者と比べて，AYA 世代がんサバイバーの QOL は身体面，精神・心理面いずれにおいても低いという報告が複数認められた．また，他の世代との比較では，骨髄移植を行ったがん患者において，中年世代（41〜59 歳）と比べると AYA 世代の QOL は高いものの，高齢世代（60 歳以上）と比較すると低かったという報告がある[3]．

QOL 低下の原因

QOL は，身体，精神・心理，日常生活活動，社会活動など，多項目で評価されることが多いが，AYA 世代がんサバイバーではそのいずれにおいても低い傾向が認められ，長期にわたる．それはQOL を低下させる様々な要因があり（表2），その要因が長期にわたって影響を及ぼすためと考えられる．以下に，QOL の低下をもたらす要因について述べる．

1. 精神・心理面，メンタルヘルスの問題

女性の AYA 世代がんサバイバー（乳がんや婦人科がん）においては，同世代の女性と比較してメンタルヘルスの障害が大きく，それが精神・心理，身体面での QOL 低下につながっているとの報告がある[4]．そのメンタルヘルスの障害は，重度の精神的うつ状態に該当するくらいのものであった．我が国でも厚生労働科学研究班による大規模調査において，抗がん治療中の AYA 世代の患者は，同世代の健康な若年者と比べて不安を抱

表 2.
QOL を低下させる可能性のある問題

- 精神・心理面，メンタルヘルスの問題
- 身体的問題
- 仕事・学業の問題
- 経済的問題
- 家族，結婚など周囲との関係の問題
- 妊孕性の問題
- 情報やサポート体制の問題
- 再発のリスク，継続的な受診の問題

える者の割合が多いことが報告されている(38% vs 26%)[5].

AYA 世代のがんサバイバーは，経済的問題や，死，身体イメージ，偏見に関連する否定的な感情など，がんの経験に関連する葛藤や恐怖を持続的に感じるといわれており[2]，そのような精神的なストレスが常にかかっている状況がうつ状態をもたらすと考えられる.

2．身体的問題

AYA 世代は，日常生活において活動性の高い時期である．身体的な活動制限があると，それは QOL に大きく影響する.

1 番多く認められる身体的問題として疲労がある．治療中のみならず，治療終了後にもがん関連疲労を高いレベルで自覚する人が多いといわれており，また，治療による廃用症候群によっても易疲労性や筋力・耐久性の低下を生じ，それによって必要とする活動性を維持できずに学業・仕事を継続できない可能性もある.

また，直接的な身体機能障害としては，骨・軟部肉腫や脳腫瘍による運動機能障害がある．朴木らは骨・軟部肉腫患者における身体機能と QOL の相関を調べたところ，患肢温存患者において，患肢の機能予後と心理社会的 QOL は有意に相関した[6]と報告している.

3．仕事，学業の問題

がん診断前にフルタイムの労働や学業を行っていた AYA 世代がんサバイバーの50%以上が仕事や学業に支障をきたしたとの報告がある[7]．同じ研究では，強度の高いがん治療を行った，雇用保険などに加入していなかった，診断直後に仕事や学校を辞めた，という患者はフルタイムの仕事に戻りにくかったことを示した．仕事や学業への復帰の困難さは精神的，身体的問題によるものだけではなく，経済的な問題によっても生じ得るものであり，復帰できないことは，生涯にわたる QOL 低下につながる可能性がある.

4．経済的問題

患者自身が生計中心者である場合，治療による休職や離職で減収になり，逆に治療などによる出費が増えることで経済的問題が深刻になることが多いと考えられる．また，患者本人ではなく，保護者が生計中心者であっても，同様に出費が増えること，介護や通院同行による離職などによって収入が減り，経済的困窮に陥る可能性がある．また，そのような経済的問題は，患者や家族から医療関係者には相談しにくい場合が多く，高額療養費制度などの制度を知らなかったという理由で35.7%が利用できなかったという報告もある[5].

5．家族など周囲との関係の問題

AYA 世代は，親との関係も揺れ動く時期であり，患者本人，あるいは親のいずれかが病状説明を受けた際に，相手に心配やショックを与えまいと本当のことを言えないことで，コミュニケーションギャップを生じてしまうこともある．患者本人だけでなく家族の感じる精神的ストレスも大きく，AYA 世代がんサバイバーの親やパートナーは，診断や治療に関連したネガティブな感情などによる QOL への悪影響の問題を経験したとされる[8]．また，AYA 世代がんサバイバーの兄弟は，患者に匹敵するくらい，そして一般の人々よりもはるかに大きな心理的苦痛を経験したという報告もある[9].

6．生殖機能障害・妊孕性の問題

化学療法や放射線療法，手術による生殖，および性機能への影響により，生殖機能障害・妊孕性低下を生じる．女性では，出産の問題に関連する苦痛，または QOL の低下が著しいといわれる.

表 3. 不十分と思われる情報

> ① 治療内容
> 　（副作用の時期や程度，代替治療の選択肢など）
> ② 妊孕性
> ③ 長期的予後
> ④ サポート体制

前出の，厚生労働科学研究班による AYA 世代が
んサバイバー 136 人に対する調査結果では，不
妊・生殖機能に関する問題を「現在の悩み」として
挙げた者は 44.1% と，現在の悩みの中で 2 位と
なっており，健康な同世代の 2.5%（16 位）と比較
して非常に高かった[5]．

　男性については，AYA 世代がんは希少がんで
あり情報が少ないことや，若い男性は生殖，性機
能の問題に触れることに抵抗があるなどの理由で
女性よりも問題が表面化しにくいことに注意が必
要である．

7．情報やサポート体制の問題

　がんと診断された，あるいは診断後治療中など
に得られる情報が不十分であると，QOL は低下
する傾向にある．情報としては，**表 3** に，不十分
と感じられる傾向にある情報について述べた．

　Okamura らは，158 人の AYA 世代がんサバイ
バーに調査を行い，受けることができていない支
持療法のニーズが心理，QOL に与える影響を評
価した．その結果，支持療法のニーズの高さと精
神的うつの状態や QOL は有意に相関しているこ
とがわかった[10]．

8．再発のリスク，継続的な受診の問題

　AYA 世代がんサバイバーは長期にわたって再
発のリスクを抱えることになる．ただ，がん種に
よっては治療後の注意深いケアによって寿命を全
うすることが可能になっている．しかし，そのよ
うな中で治療後の定期検診率が低いことが問題と
いわれており，米国臨床腫瘍学会（ASCO）の報告
では，2005～09 年診断群の 2016 年未受診率が
48%，2010～14 年診断群では 33% という数字が出
ている[11]．ほかにも，保険への未加入や，治験への
参加率が低いことも問題だといわれている．

QOL 改善のための取り組み

1．サポートや情報提供体制の確立
1）周囲からのサポート

　家族や友人，他のがんサバイバーとの交流や信
仰によるサポートがあると QOL は改善するとの
報告がある[2]．また，がんやがん治療のためのサ
ポートグループへの参加も効果的だといわれる．
前述のように AYA 世代がんサバイバーの家族
は，患者と同じように負担を感じていることも多
いため，家族もともにサポートするような体制は
必要である．また，サポートグループやがんサバ
イバーの交流の機会をつくることは有用であると
考えられる．

2）情報提供体制

　過去の報告のサバイバーへのアンケートでは，
治療の副作用や代替治療の選択肢，妊娠と出産の
選択肢，および長期生存ケアについてのより多く
の情報を望んでいた[2]．これらの情報提供はまだ
十分ではないと考えられ，細やかな情報提供が
QOL の向上につながる可能性がある．

　そのようながんサバイバーの交流や情報提供の
場として，国立がん研究センターのがん対策情報
センターでは，2016～18 年度にかけて，AYA 世
代がん経験者のくらしに役立つ情報や同様の体験
をした経験者の体験談を提供するウェブサイト
「AYA 世代のがんとくらしサポート」が作成さ
れ，一般公開されている[12]．医療従事者を対象と
したサポートガイドも出版されている（**図 2-a**）[13]．

3）経済的サポート

　医療費支援については，子ども医療費手当のよ
うに，基本的には申請しなくても利用できるもの
もあるが，小児慢性特定疾病医療費助成や高額療
養費制度のように申請しなくてはならないものも
ある．前述のように制度自体を知らずに利用でき
ない，ということもあるため，まずは相談支援セ
ンターなどのソーシャルワーカーに相談して，利
用できる制度がないかどうかを確認することが重
要である．

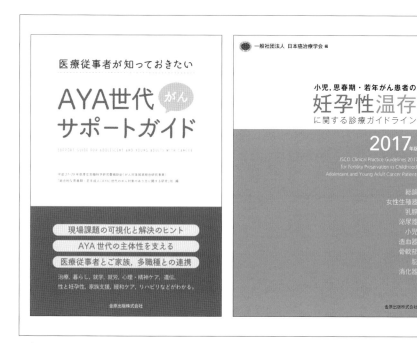

a|b

図 2.
a：AYA 世代がんサポートガイド[13]
b：妊孕性温存に関する診療ガイドライン[14]

2．妊孕性へのサポート

2004 年の日本癌治療学会によるがん治療前の配偶子凍結保存に関する見解から始まり，2012 年には日本がん・生殖医療研究会が設立され，2017 年に日本癌治療学会による「小児，思春期・若年がん患者の妊孕性温存に関する診療ガイドライン」が発表された（**図 2-b**）[14]．

治療前に卵子凍結や精子凍結，受精卵凍結，最近では卵巣凍結などの妊孕性温存の技術も発展してきている．患者向けの情報も日本がん・生殖医療学会をはじめとして発信しており，情報も多くなってきている．しかし，妊孕性温存のためには多額の費用がかかるため，断念せざるを得ない人も少なくなかった．2016 年に滋賀県から始まり，自治体による公的助成金制度が開始されたが，その数や内容は十分ではなく，国による助成が望ましいという声が大きくなり，2021 年に国からの助成が開始となった．

3．運　動

Zhi らは 2019 年に AYA 世代がん患者とサバイバーに関する運動が QOL に与える効果についてのレビューを行った[15]．11 個の研究がレビューさ

れ，運動介入によって総合的 QOL が改善したと結論づけられた．さらにサブ解析により，特に感情に関する QOL が有意に改善していた．また，運動介入により，1 週間あたりの身体活動の割合が増加した．そして，運動による有害事象を報告したものは1つもなかった．これらのことにより，運動は AYA 世代がんサバイバーにとって QOL 向上のために行うことを推奨されるものだと考えられる．

4．フォローアップ

前述のように AYA 世代がんサバイバーの定期検診率の低下が問題となっている．定期的な受診によって再発や 2 次がん，遅発性有害事象や併存疾患の早期発見が可能となる．米国臨床腫瘍学会（ASCO）では，SNS を用いた再診の呼びかけの試みを行っており，AYA 世代に適したフォローアップ継続のための取り組みが求められる．

おわりに

AYA 世代がんサバイバーの直面する問題は多岐にわたるため，その QOL は長期間，がんを経験したことのない同世代の人と比べて低い状態が

続く可能性がある.

しかし，近年ではサポート体制や情報も増えてきており，それらをがんの診断後初期から活用することで少しでも QOL 改善につながると考えられる．我々医療者はそのような知識を持って，必要なサポートや情報を紹介することが重要である.

リハビリテーション科医師の立場からは，運動が QOL 向上にもたらす効果について，まだ十分知られていないと感じる．今後は運動の有効性についても発信していくことができればと思う.

文　献

1）Meeske KA, et al：Posttraumatic stress, quality of life, and psychological distress in young adult survivors of childhood cancer. *Oncol Nurs Forum*, 28(3)：481-489, 2001.

2）Quinn GP, et al：Quality of life in adolescent and young adult cancer patients：a systematic review of the literature. *Patient Relat Outcome Meas*, 17：19-51, 2015.
　　Summary　AYA 世代がんサバイバーの QOL に関するレビュー.

3）El-Jawahri A, et al：Impact of age on quality of life, functional status, and survival in patients with chronic graft-versus-host disease. *Biol Blood Marrow Transplant*, 20(9)：1341-1348, 2014.

4）Phillips-Salimi CR, et al：Physical and mental health status of female adolescent/young adult survivors of breast and gynecological cancer：a national, population-based, case-control study. *Support Care Cancer*, 21(6)：1597-1604, 2013.

5）厚生労働省：厚生労働科学研究費補助金（がん対策推進総合研究事業）総合的な思春期・若年成人（AYA）世代のがん対策のあり方に関する研究（研究代表者：堀部敬三）．平成 28 年度総括・分担研究報告書, 2017,〔https://www.mhlw.go.jp/file/05-Shingikai-10904750-Kenkoukyoku-Gantaisakukenkouzoushinka/0000138588.pdf〕

6）朴木寛弥ほか：思春期・若年成人世代肉腫患者の機能予後と心理社会的な問題のマネジメント．別冊整形外, 79：158-162, 2021.

7）Parsons HM, et al：Impact of cancer on work and education among adolescent and young adult cancer survivors. *J Clin Oncol*, 30(19)：2393-2400, 2012.

8）Casillas J, et al：Transitioning childhood cancer survivors to adult-centered healthcare：insights from parents, adolescent, and young adult survivors. *Psychooncology*, 19(9)：982-990, 2010.

9）Santacroce SJ, et al：Feasibility and preliminary findings from a pilot study of allostatic load in adolescent-young adult childhood cancer survivors and their siblings. *J Pediatr Oncol Nurs*, 31(3)：122-134, 2014.

10）Okamura M, et al：Unmet supportive care needs and associated factors among young adult cancer patients in Japan. *BMC Cancer*, 21(1)：17, 2021.

11）Beaupin LM：Come back：identifying targets to engage young adult survivors who have been lost to follow-up. *Int J Clin Oncol*, 36(7)：29, 2018.

12）国立研究開発法人 国立がん研究センター研究開発費研究代表者(31-A-23)がん対策情報センターがんサバイバーシップ支援部 土屋雅子：AYA 世代のがんとくらしサポート,〔https://plaza.umin.ac.jp/~aya-support/〕
　　Summary　AYA 世代がんサバイバーに向けた，くらしに役立つ情報や，同様の体験をした経験者の体験談が掲載されているウェブサイト.

13）総合的な思春期・若年成人世代のがん対策のあり方に関する研究班（編），AYA 世代がんサポートガイド，金原出版，2018.
　　Summary　医療者向けの AYA 世代がんサバイバーサポートガイド．具体的な支援方法などわかりやすくまとめられている.

14）日本癌治療学会（編），小児，思春期・若年がん患者の妊孕性温存に関する診療ガイドライン，金原出版，2017,〔https://www.jsco-cpg.jp/fertility/〕

15）Zhi X, et al：Effects of Exercise Intervention on Quality of Life in Adolescent and Young Adult Cancer Patients and Survivors：A Meta-Analysis. *Integr Cancer Ther*, 18：1534735419895590, 2019.
　　Summary　AYA 世代がんサバイバーの運動によるQOL 向上に対する効果に関するレビュー.

MB Med Reha **No.277**：7-12, 2022

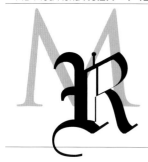

特集／AYA世代のがんへのリハビリテーション医療

ライフステージからみたがんサバイバーのQOL AYA世代を中心に 精神腫瘍科医師の立場から

岡村　仁*

Abstract　AYA世代にがんを経験することは，教育，キャリア追求，社会的関係，結婚や出産を含む家族の形成など，重要な発達課題に大きな影響を与えるとともに，再発の可能性や治療の晩期障害に対する不安を生じさせることから，AYA世代がんサバイバーは心理社会的な問題を経験するリスクが高いと考えられている．本稿では，これまで報告されてきたAYA世代がんサバイバーの精神心理的な問題を，最新の文献を中心にまとめた．その結果，AYA世代がんサバイバーが抱える問題として，心理的苦痛，再発に対する恐怖，自殺，認知機能障害，心的外傷後ストレスが挙げられた．一方で，AYA世代がんサバイバーには心的外傷後成長もみられ，人生への評価が高まり，より意味のある対人関係を築き，成長を高める可能性があることも示唆された．さらにこうした問題に対する介入を取り上げ，心理社会的支援の必要性についても述べた．こうした精神心理的な問題を念頭に，AYA世代がん患者へのリハビリテーションを実践していくことが重要と思われる．

Key words　心理的苦痛(psychological distress)，再発恐怖(fear of cancer recurrence)，認知機能障害(cognitive dysfunction)，心的外傷後ストレス(post traumatic stress)，心理社会的介入(psychosocial intervention)

はじめに

　我が国では，毎年約21,000人のAYA(adolescent and young adult)世代ががんと診断されていると報告されており，これは新たにがんと診断される人のほぼ2%に相当する．AYA世代は15〜39歳と定義されることが多く，AYA世代のがんは，教育を修了し，自立し，日常生活の意思決定において，より多くの責任を負い，恋愛関係を築き，労働市場に参入するなど，複数の発達的移行に代表されるアイデンティティ形成と社会的成長の重要な時期に診断されるため，AYA世代がんサバイバーは精神心理的な問題を有するリスクが高いと考えられている．さらに，起こり得る

晩期障害，再発，あるいは二次悪性腫瘍についての認識は，若年患者よりもAYA世代がんサバイバーの心理的健康に強い影響を与える可能性のあるストレッサーとなることも示されている．実際，最近の研究によると，AYA世代がんサバイバーは，がんのない人や，若年，または高齢でがんと診断された人と比較して，精神的健康状態が悪いとの報告や，AYA世代がんサバイバーの4分の1以上が心理的苦痛を経験しているとの報告もある．しかし一方で，AYA世代がんサバイバーの80%以上が自分たちの問題について医療従事者に話していないとの結果もあり，サバイバーのかなりの割合が心理的苦痛を認識されないままでいる可能性もあることから，AYA世代に

* Hitoshi OKAMURA，〒734-8551　広島県広島市南区霞1-2-3　広島大学大学院医系科学研究科，教授

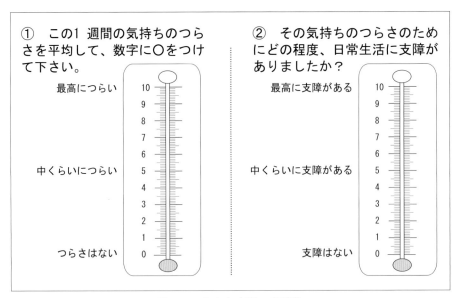

図 1. つらさと支障の寒暖計
（plaza.umin.ac.jp/〜pcpkg/dit/dit.pdf より転載）

おける精神心理的問題についてのさらなる対応の
必要性も指摘されている．ここでは，AYA 世代
のがん患者の精神心理的問題に焦点を当て，どの
ような問題に留意する必要があるのかについて，
最新の先行研究での報告を中心に概説する．

精神心理的問題

1．心理的苦痛

　心理的苦痛の評価には，自己記入式調査票を用
いたものが多い．それによると AYA がん患者が
高い心理的苦痛（不安・抑うつ）を呈する割合は，
高いもので 79%[1]というものもあるが，多くは
20〜40% と報告されている[2)〜6)]．また，経時的変
化を見た研究では，不安・抑うつともに時間が経
過しても有意な軽減を示さなかったとの報告もあ
る．心理的苦痛に関連する要因として，未就労，
女性，晩期障害を有することなどが挙げられてお
り，AYA 世代の中でも，特に 21〜25 歳の患者で
心理的苦痛が強いとの指摘もある．評価にあたっ
ては，研究によって様々な評価法が用いられてお
り，それが心理的苦痛の頻度にも影響を与えてい
る可能性があるが，最近，成人のがん患者にもよ
く使用されている「つらさと支障の寒暖計」（dis-
tress thermometer；DT）（**図 1**）が AYA 世代のが
ん患者にも有用であり，つらさの得点が 5 点以上

の場合に心理的苦痛が強いと評価するのが妥当と
する報告が出された[7)]．

　一方，診断面接により有病率を評価した研究が
わずかではあるが報告されている．Recklitis ら[8)]
は，249 名の AYA 世代がんサバイバーに対して
診断基準に基づいた半構造化面接（structured
clinical interview for the DSM-IV；SCID）を行っ
た結果，32 名（12.9%）が気分障害（うち，うつ病
は 5 名：2.0%）の診断を満たしたことを報告した．
また，Geue ら[9)]は，5 年以内にがんと診断された
AYA 世代がんサバイバー 167 名に対して診断基
準に基づいた半構造化面接（composite interna-
tional diagnostic interview for oncology；CIDI-
O）を行った結果，46.7% に何らかの精神科診断
がつき，不安障害が最も多く 24.4%，適応障害が
14.1%，気分障害が 8.6% であったことを報告し，
AYA 世代がんサバイバーの心理的苦痛に対する
介入の必要性を強調している．

2．再発に対する恐怖

　成人のがんサバイバーと同様，AYA 世代がん
サバイバーにおいても再発に対する恐怖（再発恐
怖）は重要な精神心理的問題の 1 つであり，再発恐
怖に対する心理社会的な支援は，AYA がんサバ
イバーにとって鍵となる重要な unmet needs の 1
つといわれている．再発恐怖は，「がんが再発また

は進行する可能性に関する恐怖，心配，または懸念」と定義されている．正常レベルの再発恐怖は予防を促し，早期に症状を自覚することができるため適応的であるが，高レベルの再発恐怖は本人のQOLや社会活動に悪影響を及ぼす可能性がある．再発恐怖が高いと，定期外の医師の受診が多くなり，医療費の増加につながるともいわれている．さらに，再発恐怖が高い患者は一般的に将来への計画立案が困難であると報告されており，これはAYA世代がんサバイバーの発達のマイルストーンに悪影響を及ぼす可能性もある．成人がんサバイバーにおける再発恐怖に関するシステマティックレビューでは，中〜高レベルの再発恐怖は患者の49%，重度の再発恐怖は7%で生活に何らかの影響を及ぼすことが示唆されている．がんサバイバーにおける再発恐怖の予測因子として，年齢が若いことが一貫した結果となっている．しかしながら，研究の大半は乳がん患者，または成人患者を対象に実施されており，AYA世代がんサバイバーにおける再発恐怖の有病率，またはこの年齢群における再発恐怖との関連因子に関するデータはほとんど得られていない．

こうした中，Thewesら[10]は73名のAYA世代がんサバイバーに対して，質問紙を用いた再発恐怖に関する調査を行った．その結果，45名（61.6%）の患者が高い再発恐怖を示し，それは社会人口統計学的，および医学的データとは関連せず，低いQOL，高い心理的苦痛や不安と関連していることが示された．これらの結果からも，医療従事者はAYA世代がんサバイバーの再発恐怖に対しても関心を向け，そのスクリーニングや必要に応じた心理社会的ケアを提供する必要があるといえる．

3．自 殺

我が国において，15〜39歳の男性，および15〜29歳の女性の死因の第1位（30〜39歳の女性の第2位）が自殺であることを考慮すると，AYAがんサバイバーの自殺が重要な問題であることは推測できる．しかし，AYA世代がんサバイバーの自殺に関する報告は，他の精神心理的問題と同様，あまり多くはない．その中で，米国のSurveillance, Epidemiology, and End Results（SEER）データベースを用いた1975〜2016年の後ろ向き解析の結果が2021年に報告された[11]．そこでは，AYA世代がんサバイバーにおける自殺による死亡に関連する，臨床的，および人口統計学的因子が，米国人口規範データ（標準化死亡比：SMR）と比較された．その結果，500,366人のAYAがん患者の中で922人（0.18%）が自殺しており，これは一般集団の34倍（SMR：34.1，95%信頼区間（CI）：31.4〜36.9）であった．自殺リスクは，女性（SMR：43.4，95% CI：37.2〜50.4），未婚者（SMR：50.6，95% CI：44.7〜57.1），転移性疾患（SMR＝45.2，95% CI：33.1〜60.3），および特定の腫瘍（白血病，中枢神経系，軟部組織肉腫）で特に高いという結果であった．また，自殺のリスクは経過とともに徐々に低下していったものの，がん診断後5年以上経過してもSMRは高いままであった（SMR＞5年：28.1，95% CI：25.4〜31.0）．

以上の結果からもわかるように，AYA世代がんサバイバーの自殺による死亡は一般集団と比較して高いことから，医療従事者の自殺への認識の増加，AYA世代がんサバイバーに対する自殺リスクモニタリング，および適切な心理社会的介入が必要といえる．

4．認知機能障害

AYA世代がんサバイバーが正常な社会活動を再開し，がん治療後に学業，および仕事に復帰する際には，認知機能が重要な役割を果たすと考えられるが，Heatherら[12]の報告でも指摘されているように，特にAYA世代がんサバイバーにおける認知機能障害に対する研究や臨床知見は少ない．ある報告では，15〜24歳の間に診断されたがんサバイバーはしばしば認知機能障害を経験し，22%が記憶障害，14%が作業能率の低下を示したこと，作業能率の低下は失業や抑うつと関連していたことが明らかにされるなど，AYA世代がん

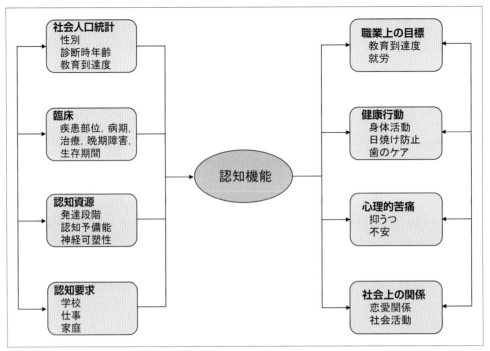

図 2. AYA 世代がんサバイバーの認知機能に寄与し，その結果として生じる予測因子
（文献 12 より引用，日本語に改変）

サバイバーでは認知機能障害が重大な問題である可能性が示唆されている．

　このように，がんに関連した認知機能障害はAYA 世代のサバイバーシップに影響を及ぼす可能性が高い（図2）ことが示唆されている．例えば，長期 AYA 世代がんサバイバーにおける，認知機能障害と心理的苦痛との関連を調査した Dewar ら[13]の報告によると，AYA 世代がんサバイバーの 24.8％（同年代の一般集団では 15.3％）に認知機能障害が認められ，強い心理的苦痛と認知機能障害の間には有意な関連があることが報告されている．しかし，上述したように，AYA 世代がんサバイバーにおける認知機能に関する研究や報告は未だ少ない．AYA 世代におけるがん関連認知機能障害に対して研究，および臨床において注意を向けることは，サバイバーが持つ特徴的な課題を理解し，対処するために極めて重要である．今後の研究では，どのような認知過程や神経構造が影響を受けているのかを神経認知学的検査や脳イメージングを通して明らかにしていく必要がある．さらに，患者が報告する日常生活にどの程度認知機能障害が影響しているのかを知ることによ

り，生活機能に対する認知機能障害の影響を軽減するための行動的，および教育的介入に結びつけることができ，ひいては AYA 世代がんサバイバーの QOL の向上に寄与することができると思われる．

5．心的外傷後ストレスと心的外傷後成長

　これまでの研究において，AYA 世代がんサバイバーは，妊孕性，再発の可能性，治療の晩期障害，経済的問題，雇用の問題，治療終了後のより自立した生活への移行，および死に対する不安などの懸念を有していることが示されている．こうしたがん罹患後の心配・不安を心的外傷後ストレス（posttraumatic stress；PTS）と捉えたとき，AYA 世代がん患者の 39〜48％がPTS 症状を経験していること，また，これらの症状はQOLや心理的苦痛に負の影響を及ぼすことが報告されている．

　一方，がんと診断された後，サバイバーは心理的な苦痛だけではなく，同時に，家族や友人との人間関係が良好になった，物事をありのままに受け入れることができるようになった，人生を肯定的に捉えられるようになったなど，精神的に前向きな変化を自覚することも少なくなく，これは心

的外傷後成長(posttraumatic growth；PTG)といわれる．PTG は，特に家族や仲間との関係，将来の人生プランや目標，および健康維持の領域において，AYA 世代がんサバイバーによく見られる現象であるともいわれている．また，AYA 世代がんサバイバーにおいて PTG の経時的変化，および関連要因を調査した最近の研究[14]では，14%が PTG の増加を示し，45%は安定した高い PTG レベルを維持し，14%は PTG の減少を示し，27%は低い PTG レベルであったことが報告されている．PTG で高いままであった AYA 世代は，より若く，女性であり，化学療法を受けていた．さらに 6 か月後の PTG レベルは，24 か月後の精神的 QOL，および心理的苦痛を予測することが示された．これらの結果などからも，PTS，あるいは PTG についても AYA 世代がんサバイバーを評価し，がんに関連した心配を標的とし，心的外傷後の成長を促進するための取り組みが必要と思われる．

心理社会的介入

がん患者に対する心理社会的介入は，患者の心理的苦痛を軽減し QOL を維持・向上させる手段として幅広く用いられ，その有用性の検証も数多く行われている．AYA 世代がんサバイバーにおいてもこれまでにいくつかの報告があるものの，小児がん患者や成人がん患者に比べるとその数は少なく，レビュー報告も 2015 年以前の研究までに留まっていた．

2021 年に入り，1987~2020 年に発表された 61 件(4,402 名の参加者)の論文についてのシステマティックレビュー，およびメタ分析の結果が報告された[15]．介入内容としては，心理教育とスキルトレーニングなどの複数の要素による介入が最も多く，ほかは認知行動療法，デジタルストーリーテリング，認知矯正治療などの単一介入であった．身体的側面，心理的側面，社会的側面(仕事，学業，他者との関係)，がんの知識，QOL というアウトカムについて検討が行われた結果，心理社会的介入は AYA 世代がんサバイバーに対して，

全体的に中等度の有意な治療効果を示すことが示された．しかし，介入は認知面，学業面，がんの知識においては有意な効果を示さず，さらに AYA 世代のほうが小児がんサバイバーよりも効果が低いという結果も認められたことから，介入方法や研究デザインを含めさらなる検討の余地は残されていると結論づけられている．

おわりに

今回，AYA 世代がん患者の精神心理的問題について，最新の報告を中心にまとめた．しかし，AYA 世代がん患者は様々な精神心理的問題を抱えていることが明らかになってきたものの，これらの報告はいずれも海外のものであり，有病率を含め日本人での報告はまだない．したがって，我が国における AYA 世代がん患者の精神心理的問題を早急に調査し実態を明らかにするとともに，そのうえで，AYA 世代がん患者に対する心理社会的支援の重要性を理解し，リハビリテーションに取り組んでいくことが必要と思われる．

文　献

1) Xie J, et al：A prevalence study of psychosocial distress in adolescents and young adults with cancer. *Cancer Nurs*, **40**(3)：217-223, 2017.

2) Geue K, et al：Anxiety and depression in young adult German cancer patients：Time course and associated factors. *Psycho oncology*, **28**(10)：2083-2090, 2019.

3) Soleimani M, et al：Patient-reported psychosocial distress in adolescents and young adults with germ cell tumours. *Support Care Cancer*, **29**(4)：2105-2110, 2021.

4) Michel G, et al：The long-term impact of cancer：Evaluating psychological distress in adolescent and young adult cancer survivors in Switzerland. *Psycho oncology*, **28**(3)：577-585, 2019.

5) Sun H, et al：Fear of cancer recurrence, anxiety and depressive symptoms in adolescent and young adult cancer patients. *Neuropsychiatr Dis Treat*, **15**：857-865, 2019.

6) Giberson SA, et al：Suicidal ideation and depression among adolescent and young adult cancer patients. *J Adolesc Young Adult Oncol*, **10**(5)：549-554, 2021.
Summary 1)～6)は，AYA 世代がんサバイバーの心理的苦痛（不安・抑うつ）の頻度を自己記入式調査票により評価．

7) Patterson P, et al：Screening for distress and needs：Findings from a multinational validation of the Adolescent and Young Adult Psycho-Oncology Screening Tool with newly diagnosed patients. *Psycho oncology*, **30**(11)：1849-1858, 2021.
Summary AYA世代がんサバイバーの心理的苦痛に対するスクリーニング手段について検討．

8) Recklitis CJ, et al：Screening young adult cancer survivors for distress with the distress thermometer（DT）：comparisons with a structured clinical diagnostic interview. *Cancer*, **122**(2)：296-303, 2016.

9) Geue K, et al：Prevalence of mental disorders and psychosocial distress in German adolescent and young adult cancer patients（AYA）. *Psycho oncology*, **27**(7)：1802-1809, 2018.
Summary 8)と9)は，AYA 世代がんサバイバーの心理的苦痛の有病率を半構造化面接により評価．

10) Thewes B, et al：Prevalence and correlates of high fear of cancer recurrence in late adolescents and young adults consulting a specialist adolescent and young adult（AYA）cancer service. *Support Care Cancer*, **26**(5)：1479-1487, 2018.
Summary AYA世代がんサバイバーにおける再発に対する恐怖の割合とその関連要因を評価．

11) Heynemann S, et al：Risk factors associated with suicide in adolescents and young adults（AYA）with cancer. *Cancer Med*, **10**(20)：7339-7346, 2021.
Summary 大規模データベースを用いて，AYA 世代がんサバイバーの自殺のリスクとその関連要因を評価

12) Heather SL, et al：Cognition in adolescent and young adults diagnosed with cancer：an understudied problem. *J Clin Oncol*, **36**(27)：2752-2754, 2018.
Summary AYA世代がんサバイバーの認知機能障害に関する論説．

13) Dewar EO, et al：Psychological distress and cognition among long-term survivors of adolescent and young adult cancer in the USA. *J Cancer Surviv*, **15**(5)：776-784, 2021.
Summary AYA世代がんサバイバーの認知機能障害の頻度と心理的苦痛との関連を評価．

14) McDonnell GA, et al：The Relationship Between Cancer-Related Worry and Posttraumatic Growth in Adolescent and Young Adult Cancer Survivors. *Psychooncology*, **27**(9)：2155-2164, 2018.
Summary AYA世代がんサバイバーにおける心的外傷後成長の経時的な変化を評価．

15) Zhang A, et al：Psychosocial, behavioral, and supportive interventions for pediatric, adolescent, and young adult cancer survivors：A systematic review and meta-analysis. *Crit Rev Oncol Hematol*, 2021. doi：10.1016/j.critrevonc.2021.103291.
Summary AYA世代がんサバイバーに対する心理社会的介入のシステマティックレビューとメタ分析．

新刊

健康・医療・福祉のための

睡眠検定ハンドブック

Up to date

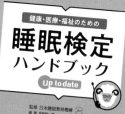

第1版発行から9年！
大好評につき
約2倍のボリュームで
up to date 版として
パワーアップ！

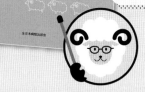

監修 日本睡眠教育機構 Jses

編著 宮崎総一郎（日本睡眠教育機構理事長中部大学生命健康科学研究所特任教授）
林 光緒（広島大学大学院人間社会科学研究科教授）
田中秀樹（広島国際大学健康科学部心理学科教授）

2022年5月発行　B5判398頁　定価4,950円（4,500円＋税）

睡眠研究の進歩による最新の知見や専門家ならでは
のコラムも幅広く紹介しています！
睡眠に関心をお持ちの方や医療・福祉現場に携わっ
ておられる方、睡眠について知りたいすべての方々
に、今こそご一読いただきたい必携の一冊です。

「睡眠検定」受験に向けて学習しやすい構成！

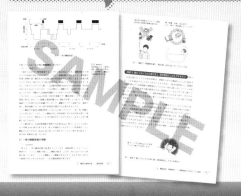

CONTENTS

詳しくはこちら

全日本病院出版会
〒113-0033 東京都文京区本郷3-16-4　Tel:03-5689-5989
www.zenniti.com　Fax:03-5689-8030

MB Med Reha **No.277**：14-20, 2022

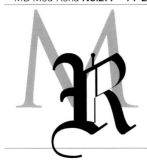

特集／AYA世代のがんへのリハビリテーション医療

ライフステージからみたがんサバイバーのQOL
AYA世代を中心に
看護師の立場から

森　文子*

Abstract　AYA世代のがん罹患は非常に少なく，他の世代に埋もれやすい．比較的，抗がん薬治療が奏効するがん種もあれば，希少がんも含まれる．このような疾患とその治療経過は，AYA世代がん患者の悩みや社会生活に大きく影響を与えている．AYA世代はライフイベントや社会的役割の変化の中で，目標を見つけ，自分の未来に向かって歩んでいる中で病気に罹り，がん治療と自分の将来をどう両立させていくかに悩むことも多い．AYA世代がん患者のQOL向上のために，「友達や恋人の存在を大切にする」「外見の変化による影響を小さくする」「学業や仕事を継続する」「妊孕性に関する希望を持つ」「家族同士が支え合う」「病気や治療について一緒に考える医療者がいる」という視点を持つことは，看護支援において重要である．AYA世代がん患者自身が自分の力を発揮し，自分の未来と社会生活を広げていけるように支援することが大切である．

Key words　AYA世代の悩み（concerns of AYA），ライフイベント（life event），がんサバイバーシップ（cancer survivorship）

ここでは，AYA世代のがんの特徴と，悩みや社会生活を支える視点でどういうことがあるか，研究報告も踏まえて述べる．また，働くこととQOLということについて，筆者自身の造血幹細胞移植後のフォローアップにかかわった経験から考え，看護師にできることは何かをお伝えしたい．

AYA世代のがんの特徴（図1，表1）[1]

全体的に見てもAYA世代のがん罹患は非常に少なく，がん患者の問題としては他の世代に埋もれてしまいやすくなっている．一方，日本全体の人口に当てはめると一定数の発症はあり，がんに罹患する人たちも増えていく時期でもある．また，AYA世代が罹患する疾患に特徴があり，10歳代から思春期世代で罹患するがん種から，20〜30歳代になっていくにつれて，少しずつがんの種類が変わっている．比較的，抗がん薬治療がよく効

きやすい疾患もあれば，希少がんといわれるものもあり，なかなか治療法が進歩していかないものも含まれる．30歳代になると，ほぼ成人のがん罹患の傾向に近く，他の壮年期・高齢世代で罹患するがん種も多くなっている．このような疾患とこれらの治療経過は，AYA世代がん患者の悩みや社会生活に大きく影響を与えていると考えられる．

AYA世代のがん患者の悩み

AYA世代のがん患者の悩みと社会生活を支える視点として，平成27〜29（2015〜17）年度に厚生労働省科学研究費による研究成果（主任研究者：堀部敬三（元，名古屋医療センター））を引用して述べる[2]．

表2はがんを経験したAYA世代の悩みと，がんを経験していないAYA世代の悩みを示している．がんを経験しても，していなくても共通する

＊ Ayako MORI，〒104-0045 東京都中央区築地5-1-1　国立がん研究センター中央病院看護部，副看護部長

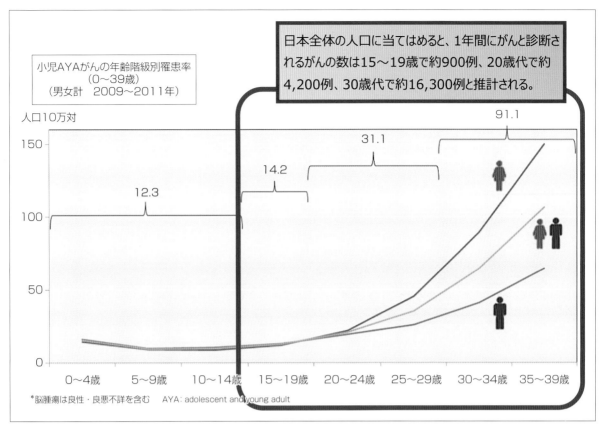

図 1. 小児・AYA 世代のがん罹患：国立がん研究センター　がん統計(ganjoho.jp)

（文献 1 より引用，筆者追記）

表 1. 小児・AYA 世代のがん種（年代別）

	1 位	2 位	3 位	4 位	5 位
0〜14 歳 （小児）	白血病 [38%]	脳腫瘍 [16%]	リンパ腫 [9%]	胚細胞腫瘍・ 性腺腫瘍 [8%]	神経芽腫 [7%]
15〜19 歳	白血病 [24%]	胚細胞腫瘍・ 性腺腫瘍 [17%]	リンパ腫 [13%]	脳腫瘍 [10%]	骨腫瘍 [9%]
20〜29 歳	胚細胞腫瘍・ 性腺腫瘍 [16%]	甲状腺がん [12%]	白血病 [11%]	リンパ腫 [10%]	子宮頚がん [9%]
30〜39 歳	女性乳がん [22%]	子宮頚がん [13%]	胚細胞腫瘍・ 性腺腫瘍 [8%]	甲状腺がん [8%]	大腸がん [8%]

• 罹患率が高いがん種は順に［全がんに占める割合］

（文献 1 より引用）

表 2. AYA 世代の悩み

	がんを経験した AYA 世代の悩み		がんを経験していない AYA 世代の悩み	
1 位	自分の将来	57.9%	自分の将来	76.0%
2 位	仕事	41.5%	仕事	53.0%
3 位	不妊治療や生殖機能	38.1%	経済的なこと	42.5%
4 位	経済的なこと	31.8%	健康	35.5%
5 位	後遺症・合併症のこと	29.5%	学業	29.5%

- がんを経験してもしなくても共通する悩みがある.
- 病気や治療の影響は気がかり.

（文献 2 より引用）

表 3. がんを経験した AYA 世代の年代別の悩み

	15〜19 歳		20〜24 歳		25〜29 歳		30〜39 歳	
1 位	自分の将来	61.9%	自分の将来	68.3%	自分の将来	61.3%	自分の将来	53.0%
2 位	後遺症・合併症	44.4%	仕事	41.5%	仕事	51.6%	仕事	44.8%
3 位	体力の維持または運動	41.3%	不妊治療や生殖機能	41.5%	不妊治療や生殖機能	50.0%	家族の将来	36.6%
4 位	学業	38.1%	経済的なこと	36.6%	診断・治療	30.6%	経済的なこと	36.1%
5 位	不妊治療や生殖機能	34.9%	後遺症・合併症	31.7%	後遺症・合併症	30.6%	不妊治療や生殖機能	34.4%

- 自分の将来についてはみんな不安で悩む.
- 学業や仕事も精一杯頑張っていることだから悩む.
- 恋人や婚約者を持つようになると悩みも変わる.
- 自分の家族を持つこと，支えること，自分以外の大切な人の将来に悩む.

（文献 2 より引用）

悩みがあり，この世代の特徴がある．自分の将来のこと，仕事のこと，経済的なことなどは，病気の有無にかかわらず AYA 世代であれば気になるところであろう．加えて AYA 世代にがんを経験した人には，家族を持つための生殖機能や，周りとのつき合いにも，病気や治療の影響があるという特徴がわかる．

がんを経験した AYA 世代の年代別の悩みは**表3**の通りである．自分の将来に関しては，世代にかかわらず心配を抱えている．仕事のことは，社会に出て仕事をするようになった世代で不安を感じている．結婚し，家族を持つことを考える世代では，生殖に関する悩みも多く，また，自分の親に対しての悩みが生じることもある．

AYA 世代は，ライフイベントや社会的役割の変化の中で恋人や婚約者を持つようになると悩みも変わり，実際に自分の家族を持つようになると子どもに対しての悩みに変わったりする．普通の社会生活も一生懸命に頑張っている世代で，目標を見つけ，自分の未来に向かって歩んでいる中で病気に罹り，がん治療と自分の将来をどう両立させていくかということに悩んでいることがわかる（**図2**）．

ライフステージからみた AYA 世代がん患者の QOL 向上のために

1．友達や恋人の存在を大切にする

筆者が病棟で出会った AYA 世代がん患者たちも，友人や恋人のことは，なかなか声には出さないものの悩みを抱えていた．今まで通りの自分を感じられる存在である，友人や恋人を大事にし続けたいという気持ちを話す患者は多かった．「なるべく今まで通りの普通の自分で友人と会いたい」と，治療開始前に外出希望した患者もあった.

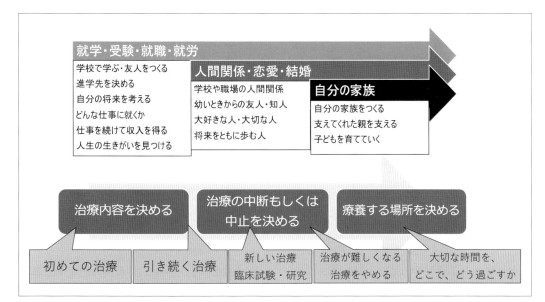

図 2. AYA 世代のライフイベントとがん治療の意思決定の場面の例

今までの自分と変わりなく受け入れてくれる友人や恋人は，自分らしさを支える存在で，その人とのありのままの関係を崩したくないとは，誰しも思うだろう．病気や治療によって大切な人と社会的にも心理的にも距離ができることで，不安や悩みが生じるのは当然である．普段自分を取り巻く人たちが，これから先もつながりを持ち続けてくれることが，孤独感を和らげ，いつもの自分，今まで通りの自分があることを確信できる安心感にもなっていると考える．

2．外見の変化による影響を小さくする

治療によって外見が変わることも，AYA 世代がん患者には非常に大きな影響を及ぼしている．髪が抜ける，皮膚の色が変わる，身体の一部を失う，など，自分の身体の変化は，日常生活行動や身体機能面で困難を生じるだけではない．「他人の目に自分がどういうふうに映っているのか」ということがとても気になる世代なので，その影響をいかに小さくできるかということが悩みになっている．

ライフイベントも非常に多い時期で，患者自身の場合も，親としても，子どもたちが学校行事やイベントを喜び，祝い，楽しむために，外見の変化による影響を受けないようにする工夫も，とても大切である．外見はそれ自体が社会とのつなが

りや QOL に影響するからである．

3．学業や仕事を継続する

学生であれば，学校のこともかなり重要になる．病状や治療が学業の継続に影響するので，学校に行きたくなくなることもあれば，退学したケースもあった．それがその人の将来を大きく左右してしまうこともあるので，どうしたら継続できるか，サポートを受けることができるかという相談を受け，調整することもとても大切になる．

また，治療を続けながら働き続けている人も多くなっている．「がんと就労」に関する研究報告や実践への示唆から「簡単に辞めないで」と一言助言を加えるようにし，仕事を続けて治療も続けている人が増えたという．働くことは，患者の生活や充実感，そして仕事をして治療も続けていく生きがいにもつながっていく．一方，周りの人にどう理解を得ていくかが難しいこともある．復職や再就職，AYA 世代であれば初めての就職などのとき，がんの経験をどう伝えるか，あるいは伝えないか，医療者も一緒に考えていくことが必要である．

がん治療後の患者が働くことと QOL の関連は大きいと考える．筆者らが行った急性白血病の治療後患者の QOL 調査[3]では，治療法や治療後の合併症の有無によって QOL 評価に差があり，就労しているかどうかは影響因子の 1 つと考えられ

た．就労に関する自由記載を見ると，「就労そのものができない」ということで悩んでいる場合と，社会復帰していても「戻った後にどういうふうに会社の中で仕事をしていくか」や「周囲に助けを求めていくか」といったことで悩んでいる場合があった．どちらの場合でも，それぞれの立場に応じた支援が必要で，社会復帰に関する情報をうまく活用することや，周囲とのコミュニケーションをよくしておくこと，その人が力を発揮できるようにしていくことがとても重要であると考える．

4．妊孕性に関する希望を持つ

　子どもを持つための妊孕性に関しての支援も，非常に重要になる．多くの施設で，ほぼすべての治療の開始前に，生殖や妊孕性に影響が出る可能性があることを説明できるようになってきた．しかし，生殖医療の診療科を持たないがん専門病院などでは，生殖や妊孕性に関する支援を直接的にできるわけではない．がん医療施設と生殖医療を行う医療機関とが連携して，妊孕性温存やその後の支援を行う必要がある．双方の医療機関の関係者が，定期的にミーティングを持つなどして連携が強化されることは，AYA 世代がん患者の安心にもつながる．

　妊孕性温存療法では，実際に温存し子どもを持つことができる人と，温存できても挙児にいたらない人，温存もできない人がある．妊孕性温存が叶わない人もとても多い．特に女性の場合は，月経周期のタイミングを合わせながら温存療法を行うため，治療のタイミングや病状の影響を受け，温存療法が実施できないケースもある．また，若い10歳代の男性で，うまく精子保存ができず，落ち込んでしまうこともある．

　治療が終了した後，保存した受精卵や配偶子を使ってどのタイミングでどのように妊娠・出産に向かうか，保存をいつまで行うかなどの意思決定支援も必要になる．生殖機能温存療法を受けた後も，その行方がどうなったのかということや，経過をフォローアップしていくことは非常に重要である．

5．家族同士が支え合う

　家族のケアも，AYA 世代の中ではとても大切である．AYA 世代がん患者の両親も家族も若いという点を考慮する必要がある．AYA 世代くらいになると，発達段階においても親との距離が離れるような時期になるが，病院に繰り返し入院・通院し治療を始めると，急に親と頻繁に会うようになったり，一緒に過ごす時間が長くなり，お互いにどういう話をしたら良いのか，どう声をかけたら良いのかと，悩んだり困ったりする場面も多い．また，かかわっている看護師も AYA 世代で比較的若いことも多く，かえってどんなふうにアプローチしていったら良いのかと，難しく感じる場合もある．若い世代の若い家庭にどういうふうにかかわっていくかということも，とても重要な課題と考える．

6．病気や治療について一緒に考える医療者がいる

　がんの診断後，どんな時期にあっても病気や治療に関して不安を持っている人たちはかなり多い．特に AYA 世代は，がんの中でも希少がん患者が多く，情報が少なかったり，効果的な治療に行き着くまでに時間がかかってしまったりすることもある．一方で，薬物療法の反応性が良い疾患で，身体機能の予備力や回復力が良好である年代でもあり，治療を続け，治療後をどうサポートしていくかということは，がんサバイバーの QOL 向上の重要な課題になる．

　また，治療がうまくいかないときの問題もある．様々な苦痛を抱えることは，高齢者でも，若い世代でも変わらないが，そのとき，その人が大切にしていることや，今どういう状況にあるか，社会の中での役割はどういうものかということによって，苦痛の内容や深さや影響の範囲は変わってくる．その人自身がどういう過ごし方をしたいか，これからの人生をどういうふうに，どんな人たちの中で過ごしたいかということを一緒に考えることは，とても重要と考える．

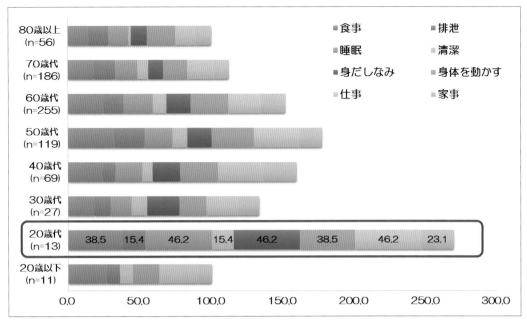

図 3. 生活の不便さと工夫の調査結果（2012 年実施）より
・生活のシーン別の困りごとが「ある」と答えた人の割合の累積（複数回答・年代別 n のばらつきあり）.
・20 歳代では様々な困りごとがあると回答した人の割合が多く，「食事」「睡眠」「身だしなみ」「身体を動かす」「仕事」の割合が他の年代よりも多い傾向であった.

AYA 世代がん患者の QOL 向上のためにできること

　筆者の施設の外来患者 700 名ほどを対象に行ったアンケート調査結果を図3に示す.「生活のいろいろなシーンで，困ることにはどんなことがあって，どんな工夫をしていますか」という質問で，AYA 世代の回答者数は少ないものの，20 歳代の場合は他の年代と比較して複数の困りごとを抱えている傾向がわかった. また，前述の急性白血病治療後患者の QOL 調査[3]では，「情報提供や継続していろいろなことのフォローをしてほしい」「社会復帰やリハビリテーションを充実してほしい」という要望も寄せられた. がん治療を終えたがんサバイバーにとって，このような治療後の支援にアクセスすることが難しい現状があることは課題と考える.

　患者の何気ない言葉をキャッチすることも大切である. 患者がふと発した言葉は，潜在的に複合的なニーズを含んでいるが，いつキャッチできるかわからないものである. 看護師がキャッチする

ときもあれば，他の職種が話をしている中でキャッチすることもある. 患者にかかわる様々な職種の医療者がコミュニケーションを通して風通し良く情報共有し，支援につなげる風土をつくることも必要である.

　米国のナースナビゲーターという役割は，がんサバイバーの支援において参考になる[4]. がんの専門性を持つ臨床看護師の中で，多様な医療システムにアクセスするためのバリアを取り除き，がんサバイバーが意思決定したり，ケアを受けやすくしたりする役割を持つ. ナースナビゲーターには，十分コミュニケーションが取れること，アセスメント能力があること，そして地域や社会資源とうまく連携できることが重要であると紹介されている. このような役割や機能が看護師の視点としてとても重要で，患者の身体を看て QOL の視点を重視すること，十分に情報収集したうえで評価ができ，情報提供や他職種と連携することを通して，患者自身が自分の力を発揮し生活を広げていけるようにすることが，大切であると考える.

文　献

1) 国立がん研究センターがん情報サービス：小児・AYA世代のがん罹患, 〔https://ganjoho.jp/reg_stat/statistics/stat/child_aya.html〕

2) 堀部敬三：平成27-29厚生労働科学研究「総合的な思春期・若年成人(AYA)世代のがん対策のあり方に関する研究」作成資料「AYA」

3) Kurosawa S, et al：Patient-reported quality of life after allogeneic hematopoietic cell transplantation or chemotherapy for acute leukemia. *Bone Marrow Transplant*, **50**(9)：1241-1249, 2015.

4) Oncology Nursing Society：2017 oncology nurse navigator core competencies, 〔https://www.ons.org/sites/default/files/2017ONNcompetencies.pdf〕

全日本病院出版会のホームページの
"きっとみつかる特集コーナー"をご利用下さい!!

😊 学会売上好評書籍のご案内や関連特集本コーナーで欲しい書籍が見つかりやすくなりました。

😊 定期雑誌の最新号や、新刊書籍の情報をすばやくお届けします。

😊 検索キーワードの入力でお探しの本がカンタンに見つかる、便利な「検索機能」付きです。

😊 雑誌・書籍の目次、各論文のキーポイントも閲覧できます。

click

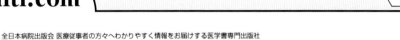

zenniti.com

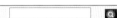

全日本病院出版会 公式 twitter やっています！

弊社の書籍・雑誌の新刊情報、好評書のご案内を中心に、タイムリーな情報を発信いたします！
全日本病院出版会公式アカウント (**@zenniti_info**) をぜひご覧ください！

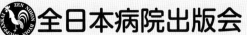

全日本病院出版会　〒113-0033 東京都文京区本郷 3-16-4　Tel：03-5689-5989
www.zenniti.com　Fax：03-5689-8030

MB Med Reha **No.277**：**22–30**, 2022

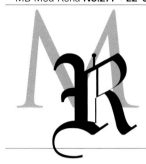

特集／AYA世代のがんへのリハビリテーション医療

ライフステージからみたがんサバイバーのQOL AYA世代を中心に
公認心理師・臨床心理士の立場から

栁場美穂*

Abstract AYA世代は10歳代〜30歳代までの幅広い年齢層を含み，アイデンティティの確立を基盤として社会に地歩を固める時期である．病気への罹患と闘病は様々な制約を生むが，この時期だからこその成長・発達を停滞させないようかかわることが肝要といえる．本稿では，生活の質(QOL)にかかわる重要な要素として，自律性を軸に成長・発達について論考する．AYA世代では特に，社会に羽ばたく時期であることを視野に入れ，患者本人が治療に伴う長期的な影響を自己管理できるよう心理教育的にかかわる必要性も指摘される．また，この世代特有の自己観をもとに，関係性の中に織り込まれた主体性を尊重するという視点も大切である．闘病という過酷な経験は，レジリエンス"回復する力"を育み，心的外傷後成長，すなわち"人生に対する感謝"や"他者との絆の深まり"をもたらす場合もあると指摘される．病状が厳しく命を全うする時期においても，AYA世代患者の成長する力は発揮され続けることを念頭に，支援を行うことが求められる．

Key words 自律性(functional autonomy)，相互独立的/相互協調的自己観(independent/interdependent construal of self)，レジリエンス(resilience)，心的外傷後成長(post traumatic growth；PTG)

はじめに

思春期・青年期および若年成人：adolescent and young adult(以下，AYA世代)は「今」自分がいる立ち位置を見定め，この先の可能性を追求する時期といえる．その道のりは，未来への可能性に夢を膨らませるところから等身大の自分を知り，社会に地歩を築く過程でもある．その最中に病に罹患し闘病することは否が応でも様々な制約を生み，この先の道筋そのものが書き換えられる．ただし，一言にAYA世代といっても10〜30歳代という幅広く変化の大きい時期でもあり，ライフイベントの質や内容も大きく異なる．成長の段階に合わせたかかわりや，闘病と並行したライフイベントへの支援など，個別性の高い対応が求められる[1)〜3)]．

今回はAYA世代患者のquality of life(以下，QOL)について，闘病の体験を経て自分らしく主体的に，そして自律性を持って生きるという観点から考えてみたい．本稿では，AYA世代で初めてがんと診断された人すべてを対象とする．すなわち，AYA世代に治療を乗り越えその後の人生を生きていくサバイバーも，治療を経てAYA世代のうちに人生を全うする人も含めて考えていきたい．

AYA世代の発達課題

発達について論じるうえで重要なのが，Eriksonのライフサイクル論である．この理論は，個人の心理社会的な潜在能力は生涯にわたって段階ごとに拓かれていくという，漸成発達の考え方が基盤にある．10歳代の思春期・青年期(以下，A

---

* Miho HASABA，〒411-8777 静岡県駿東郡長泉町下長窪1007 静岡県立静岡がんセンター緩和医療科

世代)における発達課題は，自我同一性，すなわち，アイデンティティの確立とされる．「自分とは何か」を考え，模索しながら，「これが自分」といえる時間的な連続性を持った感覚を掴んでいく．20〜30歳代の成人初期になると，アイデンティティを基盤として，社会の中に参加し，その一員としての自覚や自信を持つようになる．そして，信頼できる特別な相手との親密な関係を築いていく．一方で，社会の中で誰からも離れ，孤立することへの恐れと対峙し，乗り越えていくことが必要な時期ともいえる[4]．

AYA世代は，たとえ闘病中であっても"成長・発達し続けることが必要な時期"である．病への罹患はそれまでの流れを中断し変容を余儀なくさせるが，この時期だからこその発達をいかに停滞させず，成長促進的にかかわれるかが問われる．発達の過程で次の段階へと成長するときは，葛藤から"揺れる"ものでもある．どの方向に揺れても受け止められるように，多職種で多角的にアセスメントしつつ備えておきたい．"揺れる"本人を前に，そのすべてが病気に由来するかのように思い悩む親の心情も支え，AYA世代患者の自立を促していく．

【事例①】10歳代後半，男性，Aくん：バーキットリンパ腫

Aくんが受診するきっかけとなったのは腹部膨満，腹痛，食思不振で，精査を進めて診断が確定するまでに，受診から3か月を要した．ようやく治療方針が決まると，夜間消灯した病室で「嫌だ，嫌だ」と地団太を踏んで訴える事態となった．「なんだかわからない病気で，よくわからないうちに治療を始められてて，半年入院って言われて，もう嫌だよー！」病気の経過についてはまるで他人事で，言語化を促すも話題そのものを避けてしまう．Aくんに関して，適応の難しさはリンパ腫の罹患以前からで，これといった明瞭な理由はなく高校を不登校になった経緯もあった．母から「つらいことはできるだけ回避するスタイルで来ていた」との話もあった．多職種でカンファレンスを行い，1度状況をリセットすることとした．治療

では寛解を目指せることを確認し，"成長過程にあるAくん"がいずれ社会へと羽ばたいていくという認識で対応することを共有した．家族同席のもと，再度病状説明を行い，Aくん自身を主語にした「治療を頑張る」決意を，両親と医療者とが受け止める機会をつくった．気持ちがつらくなる度に場当たり的に周囲へとあたってしまう傾向も本人と確認し，「気持ちの相談先」の窓口を決め，1週間のうちの決まった時間に話す(それまでの日々は自分で抱えておく)設定とした．Aくんは，この設定で大きく不適応を起こすことなく治療を乗り切った．

一般的にAYA世代では自立への意識が高まり，治療について主体的に意思決定したいという思いが強まるといわれるが，実際の闘病では，周囲が本人を守る方向へと傾きがちとなる．自立と保護，両方の力が拮抗する状態となって，双方に強い葛藤を引き起こすこともある．患者に対して大人の目が集中し，凝集性が高まる状況が常に過緊張の空気を生み出し，過度に依存を引き出してしまうこともあろう．患者の価値観は必ずしも保護者や医療者と一致するとは限らず，意思決定に際して患者の価値観を組み込むことで自律性が促進されると指摘されている．いかに本音を聴くかが大切なのだが，AYA世代の当人が自然と思いを吐露できるような適度な間合いを取ったかかわりが肝要となる．

治療を終了した1年半後，大学生となったAくんは，学生生活で時折不安に襲われるのだと，1度心理師のもとを訪れている．不安が強まった際自身でも取り組める呼吸法など，幾つかの対処法について話し合った後，やおら「失恋しました」と涙とともに語り出す姿があった．失恋の相手は，闘病を支えてくれていた人だったと．受験勉強よりも何よりも闘病の期間のほうが苦しかった，「あの入院生活を乗り越えられたことは，すごく力になったことは間違いないです．あれだけ苦しい思いをしたのだから，頑張って生きていこうと思うっていうか」と力を込めて語る．失恋を巡り

葛藤し続ける心情を語り，区切りをつけて前に進もうとする意思表明なのだと心理師は受け止めた．「次来るときは大丈夫だと思う」と，Aくんは心理師と握手をして帰っていった．

Aくんが語っていたのは，AYA世代の課題そのものだといえるだろう．"発達課題"と対を成すネガティブな側面を含めて自分の中に統合していくことが"成長"である．孤立の苦悩は病気でなくても抱えており，その孤独を内包する力が必要になる．Aくんの事例では，闘病を乗り越えたことと関連づけた本人の受け止めが成長を促進させたと考えられる．また，彼が入院中の経験をもとに支援者(この場合は心理師)を訪ね，その単回の訪問で本人自身が整理できた点に"自律性"が認められた．

自律性を軸にA世代・YA世代それぞれの支援のあり方を検討する

1．A世代(思春期・青年期，10歳代(22歳頃まで))

同年代の集団内で互いに同質であることを確認しながら，個々の違いを模索していくA世代では，1学年の違いが大きな意味を持つ．学業への遅れが生じないよう，また，同学年への帰属意識を保てるよう，学校との連携が必須となる．また，同年代同士でなければ共有し得ない感覚も大切で，これまでの友人関係を継続するとともに，闘病の体験を分かち合えるようなピアサポートの支援も重要となる．この時期は繊細で瑞々しい感受性が豊かに育まれ，理解する力も深まるが，それに比して表現はつたなく，ギャップが認められる．大人や既存の考え方に懐疑や抵抗を強く感じるようにもなり，往々にして，医療者を含めた大人には気持ちの表出が抑えられる．「べつに」「ふつう」「大丈夫」「面倒くさい」としか言わない彼らを前に，かかわりに難渋し頭を抱えることも少なくないだろう．「べつに」という，そのひと言へと辛抱強くつき合い，文脈によって微妙に変わる意味合いを見逃さない注意深さが要る．その奥にある思いが表出された際，その意を取りこぼさぬよ

う耳を澄ましていたい．改まった場ではなかなか本音は語られないもので，A世代とのかかわりのコツには，雑談の妙味も含まれる．リハビリテーションの場面など，本人が能動的に体を動かしながらのやりとりでは多くの本音がこぼれ，治療中とは異なる豊かな表情が見られる．

こうしたかかわりとともに，病気や治療内容を踏まえ長期に及ぶ影響を自覚してもらい，心身を自律的にマネジメントできるよう教育的にかかわることも必要となる．AYA世代のがん対策に関する政策提言(2016年)の中でも触れられているように，がん治療に付随する心身の問題を自己管理できることは，AYA世代のサバイバーに必須のスキルといえる．具体的には，① 原疾患や治療内容について理解し説明できる，② 自身の身体の異変に気づくことができる，③ 体調や必要な支援について適切なコミュニケーションをとれる，④ 自立した受診ができる，⑤ 検査結果などの診療情報や内服薬を自己管理できる，ことが必要となる[5]．AYA世代の本人がコントロール感を持って調整する感覚を体得できることが望ましい．しかし，実際には，がん治療に伴う晩期合併症や後遺症が生活に与えている影響や，管理方法について第三者に説明することを困難と感じているAYA世代のサバイバーが多いと指摘され，今後支援を充実させていく必要がある．

2．YA世代(20～30歳代，若年成人)

社会的な世界が広がり，職場や家庭での役割も多岐にわたり，個別性が高まるYA世代では，関係調整がカギとなる．家族の状況(未婚か既婚か，配偶者・パートナーとの関係，子どもとのかかわり，親・きょうだいとのかかわりなど)や所属する社会(職場や地域活動など)での複合的な関係性の中で，自律性を発揮する必要がある[6]．

ここで，"個人が自分自身をどのように認識するか"について，文化心理学を基盤とする概念「相互独立的自己観／相互協調的自己観」を紹介したい．相互独立的自己観では，主体性の源は"自分"の中にあり，他者や周りの物事とは常に明確に区別されている．相互協調的自己観では，主体性は他者との関係の中で立ち上がってくるものとさ

表 1. AYA 世代の当事者と周囲の関係性を構造化してとらえ，心理社会的な状況を知るためのアセスメント・ポイント

患者本人を含む家族全体をとらえる視点	社会的な場面における関係性・役割
【家族背景について】 ○家族の歴史 　家族の中の喪失体験(看取りの体験を含む) 　⇒病気や看取りに対するイメージに影響しているか ○力動関係を捉える 　• 主介護者は誰か 　• 患者本人にとってのキーパーソンと主介護者は一致しているか 　　(家族以外の人がキーパーソンなのか) 　• 家族の中のバランス 　　(意見の強い人，全体の調整や総括ができる人はいるか) 　• 病前・病後で関係性にどのような変化があったのか 　　(患者本人の実感・家族の実感) ○患者本人が認識する「家族の中での役割」 　本人が保ちたい・守りたいと望む役割は何か 　⇒それぞれの立ち位置から見えている景色を捉える 　　(患者本人の視点・親の視点・子どもの視点・キーパーソンの視点) 【病状認識について】 ○病状の共有の程度 　• 家族全体で病状は共有されているか 　• 患者本人と家族との受けとめにギャップはあるか 　• 誰にどこまで伝わっているか(家族間にギャップはあるか) 　• 患者本人が家族に伝えることを悩んでいるか 　　－YA 世代で子どもがいる場合 　　　…病気について伝えているかどうか 　　　…伝え方について悩みはあるか 　　　　(子どもの年齢や発達状況を考慮) 　　　…子どもが闘病の輪の中に参加しているかどうか 　• 家族が患者本人に伝えることを悩んでいるか 　　(年齢段階による影響を強く受けることに配慮) 【患者・家族の目標や希望について】 ○患者本人や家族と目標や希望を共有する 　• 患者本人と家族の目標や希望は一致しているか 　• 患者本人と家族の意向が異なる場合， 　　折り合う地点を見つけられそうか 　　－闘病中の目標 　　－治療を卒業した後の目標 　　－さらに時間が限られた際，実現したい希望	【社会的な立場・役割について】 ○本人が所属する社会集団について知る 　• 学生なのか，社会人なのか，家庭を築いているのか等 　　⇒学業と治療の両立支援；復学支援 　　⇒就労と治療の両立支援；就労状況について確認 　　　休職・復職・再就職等についての交渉 　• 職場や学校などに病気についてどの程度伝えているか 　　－伝え方や情報共有の仕方についての悩みがないか 　　－相談しやすい環境があるか 　• がん罹患によって社会的な立場・役割は変化しているか 　　－喪失の体験(退学・退職，転居等) 　　－役割の変化・変容の程度 　　－変化していない役割は何か 【社会的な関係性について】 ○社会的な関係性の変化 　• 同年代集団との関わりが減少していないか 　• がん罹患以降疎遠になった関係性はあるか 　• あらためて絆や繋がりを感じられた関係性はあるか 　　⇒患者本人の受けとめの状況をとらえる 　• 外来通院に同行する家族以外の人はいるか 　• 入院中に面会に来る家族以外の人はいるか

（文献 16 より引用，一部改変）

れ，求められる役割や期待に"自ずと"突き動かされる．この自己観は文化的な影響を強く受けるといわれており，日本を含む東アジアの文化圏では相互協調的な自己観が優勢であるとされる[7]．また，その後の研究によって，発達段階によってもどの自己観が優勢となるのかは変化し，日本文化では A 世代から YA 世代にかけて相互協調的自己観が相互独立的自己観を凌ぐ傾向が指摘されて

いる[8]．先に述べたように，YA 世代は，社会の中に地歩を固める時期であり，そのために自分に何が求められるのかを察し，周囲の意向を汲もうとする．そのため"察する力"が大いに磨かれる．YA 世代では常に自分の選択が家族を含めた大切な人たちに与える影響を考慮し，本人が関係調整を担っている．自律性を尊重した支援を行うためには，主体性が家族や大切な他者とのかかわりの

表 2. アメリカ心理学会による
「レジリエンスを身につけるための 10 の方法」

1	**Make connections** 家族や友人との良好な関係をつくる
2	**Avoid seeing crises as insurmountable problems** 危機を乗り越えられない問題と捉えない
3	**Accept that change is a part of living** 人生に変化はつきものだと受け入れる
4	**Move toward your goals** 自分の目標に向かって取り組む
5	**Take decisive actions** 決断し行動を起こす
6	**Look for opportunities for self-discovery** 自分自身を発見する機会を探す
7	**Nurture a positive view of yourself** 自分を肯定的に見る目を養う
8	**Keep things in perspective** 物事について幅広く長期的な視点で見る
9	**Maintain a hopeful outlook** 希望に満ちた展望を持ち続ける
10	**Take care of yourself** 自分の心と体に注意を向けて大事にする

（和訳は筆者による）

中に織り込まれていることを念頭に置き，本人がどのような関係性の中に生きているのか丁寧にアセスメントすることを要す．**表1**に示すように多角的に関係性を捉え，構造化した見立てに基づき支援を組み立てる必要がある．

AYA 世代の闘病を通したレジリエンスと 心的外傷後成長（PTG）について

ここまでは，グランドプランとしての成長・発達という面に焦点を当てたが，闘病を通して獲得されるものとして，レジリエンスと心的外傷後成長：post traumatic growth（以下，PTG）について考えたい．レジリエンスについて，アメリカ心理学会では，「逆境，心的外傷体験，悲惨な出来事，脅威などの重大なストレスにうまく適応する過程のことである．重大なストレスの具体例として，家族を始めとする人間関係の問題，重大な健康問題，職業や経済的なストレスなどが挙げられる．つまり，レジリエンスとは，困難な体験からの回復を意味する」と定義している[9]．個人の特性や素質ではなく，誰もが学び構築することができる，

というのが最近の考え方である．AYA 世代の患者がこれまでに教えられ体得してきたことを基盤に，闘病の経験値が活かされたしなやかさや回復する力を獲得すると，それがレジリエンスといえる．【事例 ①】の A くんが親や医療者のサポートを受けながら闘病中に培った力は，まさにレジリエンスといえるだろう．**表2**に「レジリエンスを身に着けるための 10 の方法」を示す．AYA 世代患者のレジリエンスを促進させる取り組みでは，① ストレス・コーピング，② 目標設定，③ 楽観的なものの見方，④ 意味づけ，に焦点を当てた介入が効果的とされる[10)~12)]．身体活動もこうした介入の一助を担うと指摘されている[13]．また，自分にはソーシャル・サポートがあると実感できることが心理的な苦痛を和らげ，成長を促進させる．

病気の診断以降，常につきまとう再発・転移への不安や，治療の副作用に伴う身体的な苦痛，生活や対人関係の変化に伴う心理的な苦悩など，長期にわたるストレスフルな状況は，感情の麻痺やフラッシュバックなどの心的外傷後ストレス障害（posttraumatic stress disorder；PTSD）をもたらすリスクを高め，AYA 世代患者のその後の適応にも大きく影響する．一方で，耐え難く過酷な体験が心に成長をもたらす，すなわち PTG がもたらされることもある．闘病中の 1 つひとつの体験を経てレジリエンスを獲得していくと，個別の場面を超えた価値観の変化が生まれ，特に，「人生に対する感謝」と「他者との絆の深まり」の 2 つを本人が自覚するといわれる．生きられることへの感謝や，自分を支えてくれる家族や友人・パートナー（配偶者）などに対するより親密なつながりを実感することは，病気によって変容した現実を受容し，自分が何を大切だと考えるのかを明確にさせる[14)15)]．PTG の高さは，AYA 世代患者の QOL を高め，ストレスや不安・抑うつを低減させる予測因子になるといわれている[16]．**図1**に発達課題・レジリエンス・PTG の関連について，筆者の見解も加えて示している．

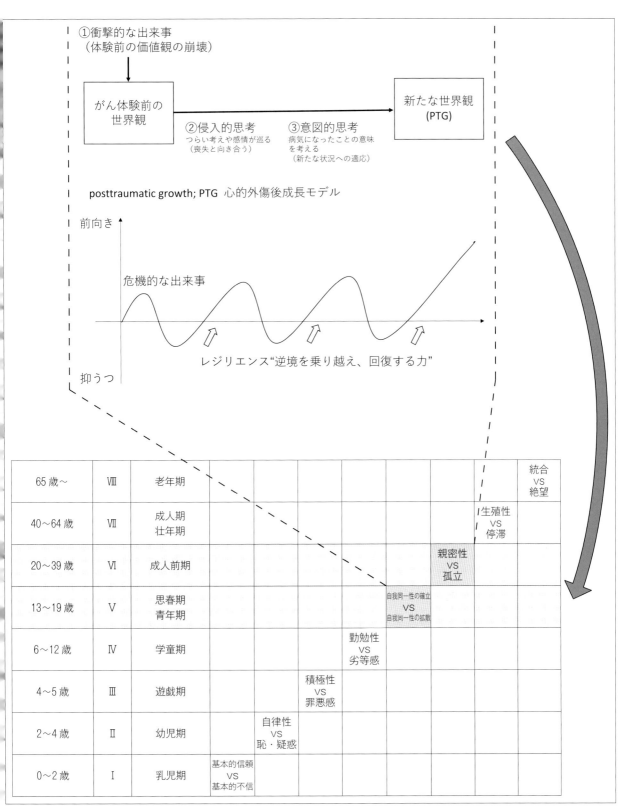

図 1. Erikson の漸成的発達図式および，レジリエンス，
PTG 心的外傷後成長モデル

グランドプランとしての AYA 世代における「発達課題」[4]と，AYA 世代での闘病の中での経験として得られる「レジリエンス」「PTG」[14)18)]の関連について，筆者の考察を加えて図示する．「レジリエンス」や「PTG」がその後の人生へと織り込まれていくと考え，その部分を点線と矢印にて示した．

(文献 18 より引用)

【事例②】20歳代前半, 男性, Bくん：急性骨髄性白血病再々発

大学在学中に発症し, 化学療法後に再発したため移植治療に臨んだが, 大学卒業見込みの時期に再々発と判明した. 就職先の内定が出ていたが, 治療のため一旦保留することになった. 心理師とは再発後の移植治療のための入院中, どうにも気持ちが落ち込んでしまった時期に出会っていた. 2度目の移植に臨むにあたり, Bくん自ら希望して来談した.「治療には完全に前向きで, やっていこうと思っています. それはもう全然揺れていないんです. だけど, 3回目の再発となると, 治療しても, もしものことがあるかもしれない. 自分が死ぬかもしれないと覚悟している. 後悔しないように, 入院までにしておいたほうが良いことはありますか」Bくんは, 治療が厳しい展開を迎える可能性もあること, 自らの死を見据えることも覚悟していたが, それが生きる希望を一寸も欠けさせるものではないと認識していた. しかし,「皆は生きていてほしいと願っているから, 自分のこの思いを周りに理解してもらうことは難しい」とも彼は語った. 対話を通して,「入院するまで, いつもの生活を大事にする」「可愛がってくれる祖母に再々発したと自分で伝えに行く」ことを彼は決めた.

自分ごととして生きること・亡くなることを等分に見つめる, その命に対する眼差しの深さは, すでに1度移植という過酷な治療体験を乗り越えてきたからこそといえよう. 極めて繊細なその話題が周囲の心を揺れさせることも慮り, 心の機微を細やかに汲んで自分の行動を選択する様子には, AYA世代ならではの鋭敏な“察する力”も感じられた.

【事例③】10歳代後半, 女性, Cさん：骨肉腫
腫瘍の広範切除後, 肺転移が判明, 化学療法を継続するが肺病変の制御は難しくなっていった. 彼女の夢は声優になることで, 酸素療法を行いながら課題曲を歌ったデモテープを作成, オーディションの1次審査を通過した. 2次審査は都心の事務所まで赴く必要があるという. 医療者の見解では病状進行は必至であり, 夢を追い続けることを支えるのか, 現実に直面させるのか, 悩ましい状況があった. その後身体症状が厳しくなっても, 2次審査に行くという意欲と決意は揺らがなかった. 旅立ちの6日前の時点で,「家族とホテルへの酸素はそろそろお願いしないとダメだねって話してました. 面接官から1人で来てくださいって言われているんです. だから, 会場には1人で行きます」と言い, 具体的な算段も準備していた. 亡くなる2日前,「無理だと思うよ」と説得する母をまっすぐに見て, 息切れをこらえながら「行く」「頑張るだけ頑張る. 約束だから」と言い切っていた. ついに, ベッド上から動くこともままならないほど容態が悪化したとき,「オーディションは諦めた. ホテルもさっきキャンセルした」と話して意識レベルが低下し, その翌日に永眠した.

Cさんの場合, 現実を見られていないのではないかと医療者に杞憂を抱かせるほどに, 心の防衛としての否認もおおいに駆使していたと思われる. それでも, 親と医療者が彼女の力を信じて見守っていく体制を保持できたのは, Cさんの計画が実に用意周到であったことが挙げられる. そして, 彼女を突き動かす大きな要素のひとつとして, 同世代で闘病していた友人の死を知り, “自分の分を生きる”ことを必死で模索していることが察せられたからである.「約束だから」とは, 先に逝去した仲間と交わした約束でもあり, その絆を深く受け止めていたのだろう.

予後が限られる中, Cさんが語っていたことがある.「あの子がどんなに頑張っていたか知っているし, 自分の力でやれる限りやりきったと思う. 周りは『あの子の分も頑張って』って期待しているように感じる…. 誰もその子の代わりはできない. 私は私の分で精一杯だよ」

AYA 世代は，“今に対する順応力”が格段に冴えている．未来を失わせてしまうという医療者の予期悲嘆を超えて，“今”に向き合う潔さをCさんは体現していた．“諦める”とは，しかたがないと思い切る，断念するという意味のほかに，明らかに見極めるという意味を持つ．悲しむことを含めて，自らの人生に引き受けていく姿勢はPTGとして捉えられよう．

命にかかわるようなストレス状況から回復し，それ以後の内的な作業を経て獲得されるものがPTGである．PTGは，「過酷な体験を自らの物語として内面に統合したことで培われる聡明さ」とも言い換えられる．PTGに至るには時間的な経過も必要となり，その過程にはレジリエンスが必要になる．ただし，PTGは自然と生じるものであり，医療者が“あるべき姿”として呈示するものではない．苦しみの体験に圧倒されている最中に，当事者の気持ちの在り方を追い越して，医療者が「成長」へと期待という重圧をかけることは厳に避けたい[17]．

おわりに

AYA 世代では，闘病期間中に意思決定した結果の多くを未来に受け取る．例えば，治療に伴う妊孕性温存にかかわる課題も，未来への影響が大きい事柄の1つである．配偶子を保存したとして，その配偶子を実際に使用するか否か，闘病後の人生の展開は幾筋もの可能性に満ちている．結婚するかしないかは未知数であるし，パートナーがいても「子どもを持たない」という選択をする場合もある．いつまで保管しておくのかを考えると，経済的な問題も絡んでくる．

未来のどこかでAYA世代のサバイバーが人生の岐路に立つとき，最初に支援した医療者はおそらく傍にいない．“今”行う支援が，未来への布石を打つことにつながるのだと意識してかかわりたい．“今”の時点で大切にしたいことを選び，その選択が尊重され，自らの力を発揮できた体験の記憶が，その後の自律性を支えていく．自律性には，

必要なときに必要な人へと“相談できる能力”も含まれる．そして，AYA世代で闘病した経験の上にさらに他の経験が積み重ねられ，闘病の意味や付随する物語は豊かに書き換えられていくかもしれない．経験を糧として，“患者”や“サバイバー”としての枠を超えたアイデンティティを豊かに育み，社会の中でその人らしく生き，全うする力があると信じ，送り出す．それがAYA世代の患者と出会った，我々医療者の大切な役割と責務だと考える．

文 献

1) 平成 27-29 年度厚生労働科学研究費補助金(がん対策推進総合研究事業)「総合的な思春期・若年成人(AYA)世代のがん対策のあり方に関する研究」班(編)，医療従事者が知っておきたい AYA 世代がんサポートガイド，金原出版，pp.1-123，2018.
   Summary 本邦における AYA 世代患者への支援で重要な要素がまとめられており，支援への道標になる．

2) Quinn GP, et al：Quality of life in adolescent and young adult cancer patients：a systematic review of the literature. *Patient Relat Outcome Meas*, 6：19-51, 2015.

3) Janssen SHM, et al：Adolescent and Young Adult(AYA)Cancer Survivorship Practices：An Overview. *Cancers*, 13(19)：4847, 2021.

4) Erikson EH：Identity and the life cycle, International Universities Press, pp.1-171, 1959.

5) 厚生労働省：第 60 回がん対策推進協議会(資料 5 AYA 世代のがん対策に対する政策提言)，2016，〔https://www.mhlw.go.jp/stf/shingi2/0000138603.html〕

6) 栁場美穂：若年成人がん患者の闘病のプロセスを共に歩む-YA 世代の心理社会的特徴とアプローチ．緩和ケア，25(6)：470-476，2015.

7) Markus HR, Kitayama S：Culture and the Self：Implications for Cognition, Emotion, and Motivation. *Psychological Review*, 98(2)：224-253, 1991.
   Summary 特定の文化に生きる人々が有し日常の中で育まれる自己観について文化心理学の立場から論じられており，これをもとにその後多くの研究が展開されている．

8) 高田利武：日本文化における相互独立性・相互協調性の発達過程—比較文化的・横断的資料による実証的検討—. 教心理研, **47**(4)：480-489, 1999.

9) American Psychological Association：Building your resilience, 2012.〔https://www.apa.org/topics/resilience〕

10) 上野雄己ほか：困難な状況からの回復や成長に対するアプローチ—レジリエンス, 心的外傷後成長, マインドフルネスに着目して—. 心理評論, **59**(4)：397-414, 2016.

11) Rosenberg AR, et al：Contributors and Inhibitors of Resilience Among Adolescents and Young Adults with Cancer. *J Adolesc Young Adult Oncol*, **3**(4)：185-193, 2014.

12) Rosenberg AR, et al：Promoting Resilience in Stress Management：A Pilot Study of a Novel Resilience-Promoting Intervention for Adolescents and Young Adults With Serious Illness. *J Pediatr Psychol*, **40**(9)：992-999, 2015.

13) Greup SR, et al：Post-Traumatic Growth and Resilience in Adolescent and Young Adult Cancer Patients：An Overview. *J Adolesc Young Adult Oncol*, **7**(1)：1-14, 2018.

14) Calhoun LG, Tedeschi RG(編)／宅香菜子, 清水研(監訳), 心的外傷後成長ハンドブック 耐え難い体験が人の心にもたらすもの, 医学書院, pp. 209-256, pp. 384-420, 2014.
Summary レジリエンスや心的外傷後成長について, 基礎から発展的な枠組みまで幅広く網羅されている.

15) 宮内真奈美ほか：がん患者のPosttraumatic Growth(PTG)の実態と関連する要因. 熊本大保健紀, **17**：34-44, 2021.

16) Husson O, et al：Posttraumatic growth and well-being among adolescents and young adults(AYAs)with cancer：a longitudinal study, *Support Care Cancer*, **25**(9)：2881-2890, 2017.

17) 清水 研：がん患者のケアに生かす心的外傷後成長の視点. 心身医学, **55**(5)：399-404, 2015.

18) 清水 研：心的外傷後成長(Posttraumatic Growth：PTG). 緩和ケア, **31**(5)：391, 2021.

MB Med Reha **No.277**：**31-38, 2022**

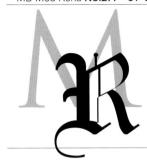

特集／AYA世代のがんへのリハビリテーション医療

ライフステージからみたがんサバイバーのQOL AYA世代を中心に 医療ソーシャルワーカーの立場から

坂本はと恵*

Abstract 2015年，がん対策加速化プランへの提言に各ライフステージに応じたがん対策の充実が提言されて以降，AYA世代がん患者の身体的・心理的・社会的問題の実態把握や支援体制づくりが進められつつある．これまでに実施された先行研究から，AYA世代がん患者は，医学的な情報と比較すると社会的側面の情報が不足している傾向がある一方で，AYA特有のニーズを感じていても他者に支援を求めない傾向があることが明らかになっている．なお，経済面や社会参加などの社会的側面における苦痛は単体で存在するものではなく，疎外感や無力感，喪失感といった自己価値や自尊のニーズをも阻害するものであり，全人的医療の提供において必要不可欠である．がん医療に携わる医療従事者は，日々のアセスメントの視点に社会的苦痛を組み込み，相談しても良い，というメッセージを発信していくことが，AYA世代がん患者の生活基盤の確保やQOL向上に寄与するということを忘れてはならない．

Key words 社会的苦痛(social pain)，経済的問題(financial problems)，就労(employment support)，社会資源(social resources)，医療ソーシャルワーカー(medical social worker)

はじめに

2015年，がん対策推進協議会は，がん対策加速化プランへの提言の中に，ライフステージごとに異なる身体的・心理的・社会的問題を明らかにしたうえで各ライフステージに応じたがん対策を充実させていくことを明記した．次いで，2018年の第3期がん対策推進基本計画にもAYA世代のがん対策の充実が明文化されるなど，現在，政策的にAYA世代がん患者の実態把握と体制整備が進められつつある．

これらの取り組みから現在，AYA世代の多様な課題やニーズが明らかになりつつあるが，AYA世代への支援制度は現時点で発展途上である．そのような中においても，我々医療従事者は特徴や限界も含めAYA世代の社会的・経済的問題について理解し，解決に向けたかかわりを持つことが期待されている．

本稿では医療ソーシャルワーカーの立場から，AYA世代がん患者が直面する社会的苦痛について概観するとともに，医療者による情報提供や具体的対応のあり方について解説する．

なお，本稿におけるAYA世代とは，15〜39歳までの思春期・青年期・若年成人と定義する．

社会的苦痛と医療ソーシャルワーカーの役割

1．社会的苦痛とは

社会的苦痛は，身体的苦痛・精神的苦痛・霊的／実存的苦痛とともに，がん医療の基盤をなす全人的苦痛モデルを構成する要素である．

社会的苦痛とは，社会生活上のニーズを充足しようとして直面する制約や困難や障壁と定義され

* Hatoe SAKAMOTO，〒277-8577 千葉県柏市柏の葉6-5-1 国立がん研究センター東病院サポーティブケアセンター，副センター長

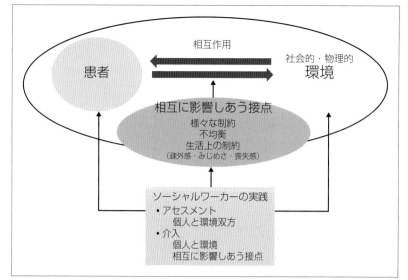

図 1.
社会的苦痛と医療ソーシャルワーカーの役割

る．なお，社会生活上のニーズとは，① 経済的安定（医療費，生活費の不足など），② 職業的安定（就労継続困難，離職，解雇など），③ 医療の機会（療養場所の移行，見放され感など），④ 家族的安定（役割の変化，介護，残される家族の悲嘆・生活の見通しなど），⑤ 教育の機会（通学困難，進学困難など），⑥ 社会的協同（地域活動への参加制限，情報からの隔離など），⑦ 文化・娯楽の機会（他者との交流の縮小など）が挙げられる[1]．

また，社会的苦痛を捉えるとき忘れてはならないのは，社会的苦痛は単体で存在するものではなく，疎外感や無力感，喪失感といった自己価値や自尊のニーズを阻害するものであること，必ずしも一過性のものではなく，時間の経過や身体状況の変化，家族や職場の環境変化などにより強調されたり顕在化し得るもの，という視点である（図1）．

2．医療ソーシャルワーカーの役割

医療ソーシャルワーカー（以下，MSW）は，「社会変革と社会開発，社会的結束，および人々のエンパワメントと解放を促進する専門職」であり「（中略）生活課題に取り組みウェルビーイングを高めるよう，人々や様々な構造に働きかける」（国際ソーシャルワーカー連盟）と位置づけられる[2]．その実践は，生活モデルを基盤とし，支援の目標は社会生活における自立であること，人と環境・社会を2次元的な視点で捉え双方に向けた支援を展開するという特徴を持つ（図1）．

がん患者やその家族が直面する，心身の機能の低下・自尊心や自己効力感の低下・コミュニケーションの機能不全・周囲からの偏見・情報や社会資源へのアクセスが困難，といった様々な社会的苦痛に対し，MSW は諸問題の解決と QOL 向上を目的とし，患者とその家族の心身の状況把握や意思決定プロセスの特徴やキーパーソンなどを評価したうえで，問題解決に有用な社会資源の同定と情報提供を行うとともに，動機づけやコミュニケーション支援，代弁機能を用いつつ問題解決の支援を行う．

AYA 世代が直面する社会的苦痛の特徴

1．AYA 世代がん患者のニーズ調査から

AYA 世代が直面する社会的苦痛の特徴については，2016 年に国内の AYA 世代のがん患者，がん経験者らを対象に実施した実態調査[3]が報告されている．この調査から，① 治療中の悩み，② 世代による悩みの違い，③ 情報ニーズの充足，に関する内容について一部紹介する．

まず，① 治療中の悩みについて，最も多いのは「今後の自分の将来のこと」であり，次いで「仕事のこと」「経済的なこと」が続いていた．なお，② 世代により異なる悩みについては，15〜19 歳の思春期世代では「学業のこと」が上位に入り，25〜29 歳の成人期世代では「不妊治療や生殖機能に関する問題」が上位に入っている．また，③ 様々な悩

表 1. 地域独自・患者会などによる支援資源

主な対象	提供方法	提供元
小児がん	滞在先	公益財団法人ドナルド・マクドナルド・ハウス・チャリティーズ・ジャパン (http://www.dmhcj.or.jp/house/) 認定特定非営利活動法人ファミリーハウス (https://www.familyhouse.or.jp/)
患者の子ども	情報コンテンツ	NPO法人 Hope Tree (https://hope-tree.jp/) 「子どもに伝えるときは3つの"C"を念頭に」「迷ったときに手にする本」
	サポート プログラム	NPO法人 Hope Tree　CLIMBプログラム (https://hope-tree.jp/program/) 「がんの親をもつ子どもへのサポートグループ」
	グリーフケア	NPO法人子どもグリーフサポートステーション (http://www.cgss.jp/network.html) 喪失体験をした子供のグリーフサポート実施一覧
各種助成金	医療用ウィッグ 胸部補正具 購入費用助成	医療用ウィッグ・胸部補正具等購入費用助成事業 例）東京都千代田区，豊島区，港区，千葉県千葉市など
	在宅サービス	若年者の在宅ターミナルケア支援事業 例）神奈川県横浜市・兵庫県など
情報支援	LINEによる 情報提供	一般社団法人AYAがんの医療と支援のあり方研究会 AYA研LINE公式アカウント（交流会情報） (https://aya-ken.jp/archives/9446)

みに関する情報ニーズの有無については，「治療中に必要だった情報」の上位を「診断・治療のこと（96.4%）」「後遺症・合併症のこと（92.3%）」「経済的なこと（82.8%）」「健康管理のための食生活（80.2%）」「今後の自分の将来のこと（78.6%）」といった項目が占める中，「情報が欲しかったが，なかった」の割合が「診断・治療のこと（14.5%）」「後遺症・合併症のこと（27.4%）」「経済的なこと（48.7%）」「健康管理のための食生活（41.6%）」「今後の自分の将来のこと（70.9%）」という結果である．医学的な情報と比較すると社会的側面の情報が不足している傾向が見られ，充足に向けた取り組みの必要性が示されている．

2．子どもを持つAYA世代がん患者

成人期であり子どもを持つ患者と向き合う際，患者本人だけでなく家族全体を支援の対象として捉えることも重要である．現在，18歳未満の子どもを持つがん患者は24.7%を占めることが明らかになっており[4]，介護者となる配偶者や患者の親に限らず，子どもへの支援についても必要性が高まりつつある．

親のがん罹患が子どもに与える影響については，国内外で様々な調査が行われており，18歳未満の子どもを持つ乳がん患者の親子を対象とした調査において，患者の42%が自身のがん罹患体験に対する心的外傷後ストレス症状（以下，PTSS）の状況にあり，その子どもたちのうち52%がPTSSの状況にあること，加えて，親のPTSSのスコアが高いほど，子どもの身体機能・感情機能・学校機能といったQOLが低下していることが明らかになっている[5]．また，付随した研究において，親のがん罹患早期に親の病気の説明を受けた子どものほうが，説明を受けていない子どもと比較すると有意にPTSSが低いことも報告されている[6]．

医療従事者は，子どものQOL向上を目指して，患者に子どもの有無の確認や，子どもの発達段階に応じた支援の場や情報資源の提供（**表1**），親の面会時間の環境整備の支援などを実践する役割を担っているといえる．

3．就労

AYA世代を対象とした実態調査から，AYA世代で発症したがん経験者の約40%が，病気体験は就労計画にネガティブに影響した[7]ことや，AYA世代のがん患者（学生を除く）のうち50.8%が就労しており，そのうち58.3%が「治療しながら働

表 2. アセスメントの順序

順序	項目	内容
1	身体的側面	治療の見通し・予定されている治療の期間・治療に伴う身体機能の変化と，それに対するセルフケア能力の有無.
2	精神的側面	抑うつや不眠・意欲の喪失・認知症の有無など.
3	社会的側面	経済面・家族の介護力に関する問題の有無，それに対する解決策を知っているか否かの確認，利用までの手順に関する遂行能力.
4	心理的側面	本人・家族の病気に対する理解や生活の工夫に関する情報収集の状況，家族内や社会活動（職場など）におけるコミュニケーションの遂行状況.

きたい」と回答，一方で，「働きたいが，働くことができない」と回答した患者が28.2%を占めていること[3]が明らかにされている.

なお，がん患者の離職要因に関しては，国外では欧米を中心に1980年代後半より，国内では2000年以降に実態把握が行われ，主な原因として① 職場からの支援の欠如，② 身体変化に伴う作業能力の低下，③ 抑うつ・抗がん剤治療の副作用としての認知機能低下，いわゆるケモブレインといった精神面の変化，が報告されている. 加えて年齢や性別，職務内容などの因子が加わることで，さらに離職率が高まることが明らかになっている[8~10].

今後は，AYA世代がん患者の直面する，就労未経験者の就職活動や職歴の短い世代キャリアを再構築していくといった視点からも議論が深められ，支援策の充足が期待される.

実際の支援

1. 支援のプロセス

これまでに実施された先行研究より，AYA世代がん患者はAYA特有のニーズを感じていても他者に支援を求めない傾向がある[11]ことが明らかになっている. こうした特徴を踏まえ，支援対象者の同定は以下の点に留意しながら進めることが望ましい.

(1) 年齢や家族状況によって患者を取捨選択せず，すべての患者への基本対応として位置づける.

(2) 個々の価値観を尊重し，「利用すべき」など，指示的なかかわりではなく提案とする.

(3) 社会資源の給付の要件は複雑であり，変更されている場合もあること，決定は担当機関によるものであるため，基本的には「必ず受けられる」とは言い切らない. あくまでも提案と情報提供に留める.

また，声かけとともに実施するアセスメントは，表2の順序で行うことが推奨される. 患者からの主訴が社会的苦痛であることを理由に社会的側面のみ評価を行うと，その背景にある精神的苦痛などが見落とされる可能性を忘れてはならない.

加えて，経時的な声かけとアセスメントも重要である. AYA世代は就学，就労，恋愛，結婚，妊娠，出産などの社会生活の岐路となるライフイベントに直面している最中でのがん罹患であることも影響し，治療後1年以上経過した際にも心理的・社会的側面の問題が生じることが明らかにされている[4]. 全患者を対象とする声かけは，初回入院時のみ，初回治療時のみで完結するのではなく，入院後と治療変更時ごとなど，経時的に実施することが望ましい.

これらの声かけ・アセスメントを踏まえつつ，患者が社会的苦痛に対する解決策を知らない，あるいは利用までの手順を自力で遂行困難な場合などは，MSWへ介入を依頼する.

2. 療養生活に役立つ情報・社会資源

がんの診断初期から終末期に至るまでのがん治療に伴う療養上の困難は，患者の年齢や家族構成，社会における役割などにより様々であるが，特に，AYA世代がん患者が経済的負担を軽減する際に役立つ社会資源を表3に示す.

なお，AYA世代が利用可能な公的制度は現在発展途上である. 医療従事者はその点を念頭に置き，自施設の所在する地域において，利用可能な公的制度以外の社会資源を把握することが重要である. 特に，公的な社会資源に関しては，18歳未

表 3. 経済的負担を軽減する社会資源

問題のタイプ	制度名	申請窓口	対象者・申請時期
費用負担軽減	高額療養費制度	健康保険組合	【対象】 医療保険による1か月の医療費自己負担額が基準額を超えた場合. 【交付内容】 一定額を超えた分が償還払いされる. 【備考】 状況により，限度額適用認定証・多数該当・院外処方合算申請なども申請可能.
	高額医療・高額介護合算制度	各市町村 介護保険窓口	【申請時期】 毎年8月から1年間の医療保険と介護保険の自己負担額の合計が，基準額を超えた場合. 【交付内容】 基準額を超えた分が償還払いされる.
	身体障害者手帳	各市町村 障害福祉担当	【対象】 人工肛門・人工膀胱を永久的に造設した場合. 【申請時期】 障害が固定したと判断されたとき. 【交付内容】 ストマ装具の購入費補助は，実際にかかる費用の9割を支給. （所得に応じて自己負担限度額あり）
	妊孕性温存療法に対する費用助成	各都道府県	【対象】 43歳未満（凍結保存時），年齢下限なし，所得制限なし. 【対象疾患】 長期間の治療によって卵巣予備機能の低下が想定されるがん疾患. 乳がん（ホルモン療法）など 【交付内容】 未受精卵子凍結20万(1回)／2回までなど. 【留意事項】 助成の対象者は，担当医と生殖医療を担当する医師，両者の検討により選定される等，詳細な確認が必要となります.
所得保障	傷病手当金	初回申請は会社 退職後は 社会保険事務所	【申請時期】 連続する3日間を含み4日以上出勤困難であった場合. 【交付内容】 1日あたり，標準報酬日額の3分の2に相当する額. 支給期間通算1年6か月. 【留意事項】 2022年1月に法改正のため，2020年7月2日以降に傷病手当金の受給を開始した方で，出勤に伴い不支給となった期間がある場合は，その期間を延長して傷病手当金を受給することが可能.
	障害年金	年金事務所	【申請時期】 初診時から1年6か月経過後. 人工肛門造設の場合は，装着日から6か月後. 【交付内容】 身体状況および加入年金により，支給額が決定. 【留意事項】 国民年金加入前の20歳前に初診日がある場合，20歳時点で一定の障害状態であると認められると，障害基礎年金の支給対象となる.
生活保障	生活保護	各市町村 福祉事務所	【対象】 他の制度を利用しても，生活費が生活保護法で規定する最低生活費に満たない場合.

表 4. 仕事と治療の両立支援に必要な情報

	項目	備考
1	症状・治療の状況	• 現在の症状 • 入院や通院治療の必要性とその期間 • 治療の内容，スケジュール
2	退院後または，通院治療中の就業可否に関する意見	• 通勤や業務遂行に影響を及ぼし得る症状や副作用の有無とその内容
3	望ましい，就業上の措置に関する意見	• 避けるべき作業 • 時間外労働の可否 • 出張の可否
4	その他，配慮が必要な事項に関する意見	• 通院時間の確保 • 休憩場所の確保

（文献 13 より引用）

満の発症であれば小児の社会資源を活用可能であるが，介護保険対象外の 20 歳代・30 歳代の AYA 世代は在宅療養に必要なサービス利用の費用負担軽減の策が不十分であるなど，制度のはざまに苦慮することも少なくない．その場合，MSW は他疾患や身体障害の状況を確認しつつ，既存の制度適用の検討や，地域独自の支援資源の活用を検討する（**表 1，3**）．

例えば，小児慢性特定疾病制度の対象年齢が終了する 20 歳時点で，障害年金の申請を検討することがある．20 歳前のがん診断であり，20 歳時点で一定の障害状況があると認められた場合などの条件を満たした場合に，申請可能となるものである．これは，20 歳時点で国民年金を納付していないにもかかわらず年金を財源とした制度の申請が可能，ということであり，制度の柔軟性を活用した申請である．こうした事例もあるため，他職種は制度適用がないと諦めることなく，1 度は MSW にコンサルテーションをかけることが望ましい．

3. 就労支援

医療現場での就労支援は，基本的に働くすべての患者が必要としていると考え対処し，診療の段階や治療状況に応じて支援方法を変更することが望ましい．

就労支援には院内外の多職種連携が必須である．医師・看護師が，患者の仕事と治療の両立に関する課題の有無を把握し，専門的見地から具体的支援ニーズを確認する．支援ニーズが確認された場合，がん相談支援センター（医療ソーシャルワーカーや看護師・状況に応じて社会保険労務士など）につなぎ，がん相談支援センターでは，本人の働き方に対する希望を確認し，包括的アセスメントを実施する．

同時に，患者を通して職場の支援体制を確認する．その際，① 休暇制度や，時差出勤などの勤務制度の有無，② 本人と医療機関との情報共有の窓口を担う担当者（人事労務担当者・上司・産業医など），③ 情報共有時に用いる様式や形態（診断書・診察時同席など），を患者とともに確認することが重要である．これらの情報を踏まえて，主治医は職場への情報提供を行う．情報提供の際，会社独自の様式が指定されている場合を除き，**表 4**[13] に示す情報を明記することが望ましい．

なお，就労支援を必要とする患者は，経済面の不安を抱えていることが少なくない．医療従事者は，患者が高額療養費制度や障害年金といった，経済的負担を軽減する社会保障制度が十分活用できているかどうかも確認する必要がある．ただ，経済面の確保を重視するあまり，職務遂行能力が十分に回復していないのに職場復帰し，身体的・心理的負担が増大しないよう十分に配慮する必要もある．対策の 1 つとして，無給の試し出勤制度の有無を職場に確認し，利用を推奨するといった工夫も忘れてはならない（**表 5**）．

また，2012 年に施行された第 2 期がん対策推進基本計画の個別目標に「がん患者の就労を含めた社会的な問題」が明記されて以降，がん診療連携拠点病院のがん相談支援センターには，社会保険労務士などの労働問題専門職の配置や，ハロー

表 5. 仕事と治療の両立支援に必要な情報

対象	声かけ・確認内容	ポイント
All patients	早まって辞めないで	・「周りに迷惑をかけたくない」という場合は，治療がひと段落してからでも決断可能であることを伝える ・「人生観が変わったので仕事を辞めたい」という場合は支持的にかかわる
All patients	会社員として持っている権利を知ろう	・辞めると失う権利の確認 　例）組合独自の高額療養費付加給付制度 ・就業規則の確認 　例）所得保障・休業保障期間など ・公的制度の確認 　例）傷病手当金，障害年金など
Many patients	他の患者さんの工夫を知る	・再就職の際に既往歴をどう伝えるか ・病気のことを周囲にどのように伝えたか ・インターネット，小冊子，患者会の紹介 　例）国立がん研究センターがん情報サービス
Many patients	疾患や治療の見通しについての理解を深める	・治療が職務内容に与える影響をイメージできているか
Many patients	会社とのコミュニケーションを深める	・治療スケジュールを可視化し情報提供 ・必要に応じて，主治医との面談も可能であることを提案
Few Patients	雇用の確保 再就職を希望	・労働問題専門職 　例）社会保険労務士，産業保健総合支援センター ・再就職支援 　例）ハローワーク 　　就労支援ナビゲーター・就労訓練制度・教育訓練給付金など

ワークの就労支援ナビゲーターの出張相談を展開し，がん罹患を契機に離職をした患者の新規就職を支援するなど，様々な体制整備が進められている．すべての医療従事者はこれら院内の支援資源を正しく理解し，患者のニーズに合わせてコンサルテーションを行うことが期待されてる．

4. 患者教室・サポートグループを通じた支援

患者教室・サポートグループは，病気への適応，役割変化に伴う喪失感，家庭や職場との人間関係，機能的変化に対する対処法の伝達など，心理的・社会的問題を対象として取り扱う．その目的・効果として，① 各専門職や他の患者とのコミュニケーションを通じて生活上の困難に対する具体的，かつ実践的な対処法を体験的知識として獲得する，② コミュニケーションを通じて自尊心を取り戻す，といったことが挙げられる[12)13)]．具体的には多職種から編成される患者教室やセルフケア講習会，茶話会などが挙げられ，地域や医療機関の特性に合わせて，患者会と相談部門などの多職種が協働して提供されることが望ましい．

5. 地域と協働して展開する支援

MSW は，医療機関内の多職種に限らず，地域の医療福祉従事者やあらゆる社会のネットワークのマネジメントも行う．それは，限られた支援資源の中でより効果的な支援を実現するための基盤づくりである．

具体的には，地域医療機関との顔の見える関係づくりを目的とした定期的な情報交換会の開催，退院前カンファレンスの実施，患者会と協働したサポートグループの開催，化粧品会社と協働し，治療による副作用で変色した皮膚に対するカバーメイクの体験会など，多岐にわたる．

医療従事者は，患者の社会的苦痛と向き合うとき，医療という枠組みを超えた仕組みを積極的に理解し，柔軟に活用することが期待されている．

おわりに

医療機関内において，すべての医療従事者が日々のアセスメントの視点に社会的苦痛を組み込み，相談しても良い，というメッセージを発信していくことが，患者・家族の生活基盤の確保につ

ながり，結果として QOL 向上と治療の完遂に寄
与するということを忘れてはならない．

文 献

1) 岡村重夫：社会福祉原論，p. 82，全国社会福祉協議会，1983．
2) 国際ソーシャルワーカー連盟：ソーシャルワーク専門職のグローバル定義 2014．（訳文は社会福祉専門職団体協議会と（一社）日本社会福祉教育学校連盟が協働で実施）．〔http://www.jasw.jp/news/pdf/2017/20171113_global-defi.pdf〕（2021年 12 月 15 日参照）
3) 厚生労働省：厚生労働科学研究費補助金（がん対策推進総合研究事業）「総合的な思春期・若年成人（AYA）世代のがん対策のあり方に関する研究」（研究代表者：堀部敬三，分担研究者：清水千佳子）．平成 28 年度総括・分担研究報告書，2017．
4) Inoue I, et al：A national profile of the impact of parental cancer on their children in Japan. *Cancer Epidemiology*, 39(6)：838-841, 2015.
5) 小澤美和（研究代表者）：厚生労働科学研究補助金がん臨床研究事業「がん診療におけるチャイルドサポート」平成 23-24 年度総合研究報告書，pp. 2-6，2014．
6) 真部 淳：厚生労働科学研究補助金がん臨床研究事業「働き盛りや子育て世代のがん経験者，小児がんの患者を持つ家族支援の在り方についての研究」平成 20-22 年度総括研究報告書，pp. 13-21，2010．
7) Bellizzi KM, et al：Positive and negative psychosocial impact of being diagnosed with cancer as an adolescent or young adult. *Cancer*, 15：5155-5162, 2012.
8) Mehnert A, et al：Employment and work-related issues in cancer survivors. *Crit Rev OncolHematol*, 77(2)：109-130, 2011.
9) Spelten ER, et al：Factors reported to influence thereturn to work of cancer survivors：a literature review. *Psychooncology*, 11(2)：124-131, 2002.
10) Tamminga SJ, et al："Return-to-work interventions integrated into cancer care" a systematic review. *Occup Environ Med*, 67(9)：639-664, 2010.
　Summary　がん患者に対する職場復帰，仕事と治療の両立支援に関する 23 論文のシステマティックレビュー．
11) Jones J, et al：The Needs and Experiences of Post-Treatment Adolescent and Young Adult Cancer Survivors. *J Clin Med*, 9(5)：1444-1459, 2020.
12) 保坂 隆ほか：山内英子研究代表者，厚生労働省がん臨床研究事業「キャンサーサバイバーシップ治療と職業生活の両立に向けたがん拠点病院における介入モデルの検討と医療経済などを用いたアウトカム評価～働き盛りのがん対策の一助として～」平成 24 年度総括・分担研究報告，2012．
13) 竹中文良：がん患者とその家族を対象とする医療相談システム開発のための基礎研究，文部省科学研究費補助金研究成果報告書，2001．
14) Miller B, et al：Emerging adulthood and cancer：How unmet needs vary with time-since-treatment. *Palliat Support Care*, 8(2)：151-158, 2010.
　Summary　AYA 世代がんサバイバーのアンメットニーズを経時的に評価，治療後 5 年以上にわたりライフプランや自己同一性の再構築などに関する問題と心理社会的支援のニーズが存在することが明らかにされている．
15) 厚生労働省：事業場における治療と職業生活の両立支援のためのガイドライン令和 3 年 3 月改訂版．〔https://www.mhlw.go.jp/content/11200000/000780068.pdf.〕（2021 年 12 月 15 日参照）
　Summary　がん，脳卒中などの疾病を抱える従業員に対し，事業場が実践可能な就業上の環境整備，主治医との連携などについてまとめたもの．

MB Med Reha **No.277**：39-45, 2022

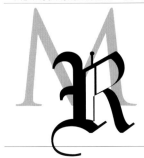

特集／AYA世代のがんへのリハビリテーション医療

AYA世代に対するがんのリハビリテーション医療 リハビリテーション科医師の立場から

田沼　明*

Abstract　AYA世代では，罹患しやすいがん種が中高年とは全く異なる．白血病・悪性リンパ腫，脳腫瘍，胚細胞腫瘍・性腺腫瘍，骨腫瘍，甲状腺がん，子宮頚がん，乳がんなどの割合が高い．そして，それぞれに生じる障害に対してリハビリテーション治療が施行される．がん治療の後遺症や晩期障害によって社会生活に支障をきたすことがあり，その点への注意も必要である．

AYA世代は大きなライフイベントを多く経験する時期であり，そのライフイベントによって生活環境が大きく変化する可能性がある．それに伴い求められる身体機能も変わる場合があるため，生活環境が変わるときなどには問診でその点を確認する必要がある．

医療スタッフだけでなく，家族・友人を含め，社会生活の中でつながっている人々と協同して患者の支援を行うことが，心理面の改善や社会復帰の促進につながる．

Key words　社会復帰(social reintegration)，晩期障害(late complication)，後遺症(sequela)，心的外傷後ストレス症状(post traumatic stress symptom)，心的外傷後成長(post traumatic growth；PTG)

はじめに

現在，我が国は超高齢社会を迎え，年間に約100万人が新規にがんと診断されている．高齢のがん患者への対応に目が向きがちであるが，小児やAYA世代のがん患者の存在も忘れてはならない．

AYA世代は，社会における人間関係の構築，進学，就職，結婚，出産，育児などの大きなライフイベントが多い時期であり，中高年とは異なる対応が必要なことがある．本稿では，AYA世代に対するリハビリテーション診療のポイントなどにつき概説する．

AYA世代におけるがん種の内訳

前述のようにAYA世代では，大きなライフイベントが多いという特徴があるが，罹患しやすいがん種も中高年とは全く異なる．小児・AYA世代と全世代におけるがん種の内訳を**表1**[1)2)]に示す．AYA世代の中でもはじめは造血器腫瘍の割合が高いが，徐々にその割合が減って乳がんや子宮頚がんの割合が増加している．

AYA世代に多いがん種に対する リハビリテーション治療

1．白血病・悪性リンパ腫

造血器腫瘍では化学療法が治療の主体である．化学療法の施行により，嘔気などの身体症状，骨髄抑制による隔離などのために身体活動性が低下

* Akira TANUMA，〒410-2295　静岡県伊豆の国市長岡1129　順天堂大学医学部附属静岡病院リハビリテーション科，准教授

表 1. 世代毎のがん種の内訳

	小児[1] 0〜14歳	AYA世代[1]			全世代[2]
		15〜19歳	20〜29歳	30〜39歳	
1位	白血病 (38.1%)	白血病 (24.3%)	胚細胞腫瘍・ 性腺腫瘍 (15.9%)	女性乳がん (21.8%)	大腸がん (15.7%)
2位	脳腫瘍 (16.1%)	胚細胞腫瘍・ 性腺腫瘍 (16.7%)	甲状腺がん (12.0%)	子宮頸がん (12.8%)	胃がん (13.2%)
3位	リンパ腫 (9.2%)	リンパ腫 (13.3%)	白血病 (11.5%)	胚細胞腫瘍・ 性腺腫瘍 (8.5%)	肺がん (12.7%)
4位	胚細胞腫瘍・ 性腺腫瘍 (7.6%)	脳腫瘍 (10.0%)	リンパ腫 (10.5%)	甲状腺がん (8.0%)	乳がん (9.4%)
5位	神経芽腫 (7.4%)	骨腫瘍 (9.5%)	子宮頸がん (9.4%)	大腸がん (7.8%)	前立腺がん (9.3%)

(文献 1, 2 より筆者作表)

しやすい. また, 造血幹細胞移植が施行された場合には, 大量化学療法・全身放射線療法といった前処置や移植片対宿主病(graft-versus-host disease; GVHD)・感染症といった移植後合併症などによって, 身体活動性が大きく制限されてしまう.

造血器腫瘍患者に行うリハビリテーション治療の目的は, ① 身体活動性の維持・改善, ② フィジカルフィットネスの維持・改善, ③ 倦怠感の改善, ④ 生活の質(quality of life; QOL)の改善, ⑤ 心理的・精神的サポートと精神機能・心理面の改善, ⑥ 廃用症候群の予防やリスク管理に関するセルフケアの指導, ⑦ 神経筋・骨関節系, および心肺系の機能評価と合併症への対応, ⑧ 早期の家庭・社会復帰などである[3].

がんのリハビリテーション診療ガイドライン[4][5]では上記 ①〜⑤ を含めたリハビリテーション治療の効果について検討されており, そこに記されているエビデンスの強さを表2に示す. 筋力増強訓練や有酸素運動の有用性が示されているが, これらのエビデンスのもととなった文献の多くはAYA世代に対象を限定したものではないことに注意する必要がある.

2. 脳腫瘍

脳腫瘍の組織型は, 小児期では髄芽腫が最多であるが, AYA世代においては成人と同様に星細胞系腫瘍が最多となる. 星細胞系腫瘍は正常な脳組織への浸潤が強いため, 通常手術ですべて摘出することが困難である. 可及的に腫瘍を切除した後に, 放射線療法・化学療法が施行されることが多い.

リハビリテーション治療の対象となる術後の障害は片麻痺や高次脳機能障害などであるが, 症状は脳の損傷部位によって異なる. これらの症状に対するリハビリテーション治療の手技は, 脳血管障害後の場合と同様である. しかし, 脳腫瘍患者は原疾患の治療と並行してリハビリテーション治療を受けていることが多いため, 血液データや体調の変化に注意を払う必要がある. また, 原疾患の進行によって機能障害が急激に進行することもある. 一方で, 脳浮腫の改善などによって機能障害が急激に改善する場合もあり, 症状の変化にも注意する.

3. 胚細胞腫瘍・性腺腫瘍

手術と合わせて化学療法が施行される. 固形がんの中で特に化学療法への感受性が高いため, 薬剤の投与量が多くなり, 有害事象が出現しやすい. 白金製剤やパクリタキセルの大量投与により重篤な末梢神経障害が出現し, バランスや手指巧緻性の低下をきたして日常生活活動(activities of daily living; ADL)や手段的ADLを制限することがある.

表2に示すように化学療法誘発性末梢神経障害

表 2. 造血幹細胞移植，化学療法・放射線療法中の患者に対する
リハビリテーション治療効果のエビデンス

	造血幹細胞移植後[3]	化学療法・放射線療法中[*4]
身体活動性の改善	A	B
運動機能/身体機能の改善	A	B
筋力の改善	A	A
運動耐容能の改善	A	A
倦怠感の改善	A	A
QOL の改善	A	C
精神機能・心理面の改善	B	D
身体症状の改善	C	
体組成の改善	C	
有害事象の増加なし	C	
有害事象の改善		D
末梢神経障害による機能障害の改善		C
ADL の改善		B
血小板低値時の出血なし		C

＜エビデンスの強さ＞
A（強）：効果の推定値が推奨を支持する適切さに強く確信がある．
B（中）：効果の推定値が推奨を支持する適切さに中等度の確信がある．
C（弱）：効果の推定値が推奨を支持する適切さに対する確信は限定的である．
D（とても弱い）：効果の推定値が推奨を支持する適切さにほとんど確信できない．
*造血器腫瘍以外の患者も含む

（文献 3，4 より筆者作表）

(chemotherapy-induced peripheral neuropathy；CIPN)による機能障害に対するリハビリテーション治療の効果についてのエビデンスは確立されていない．しかし，代償的な方法の活用を含めた ADL・手段的 ADL の改善，廃用症候群の予防などにおいてリハビリテーション治療が果たす役割は決して小さくない．

4．骨腫瘍

AYA 世代における骨腫瘍の代表は骨肉腫と Ewing 肉腫である．骨肉腫は術前化学療法→手術→術後化学療法という流れで治療されることが一般的である．術前化学療法の目的は，① すでに存在する微小転移を治療する，② 原発巣に対する反応を見て術後の化学療法の参考にする，③ 原発巣に対する反応が良ければ手術における切除範囲が縮小されるため，患肢機能がより温存される，などである[6]．手術は患肢切断術と患肢温存術があるが，近年前者が選択されることは減少している．悪性骨腫瘍患者において，患肢切断術が施行

される割合は手術症例全体の約 10% と報告されている[7]．ただし，患肢が温存されても骨や周辺の筋の切除を伴うため，術後に運動機能障害を生じやすい．Ewing 肉腫においても局所の切除のみで治癒することが少なく，化学療法と組み合わせて治療される．切除不能例では放射線療法が行われる．

術前化学療法中のリハビリテーション治療は，廃用症候群を予防することが中心となる．骨髄抑制の程度や体調を見ながら無理のない範囲で運動療法を施行する．

手術療法に関しては，膝関節部の腫瘍に対してしばしば人工関節置換術が施行される．人工関節置換術は術後早期から部分荷重が可能となる一方で，感染，折損，緩みなどの術後合併症が起こりやすいという問題があり，生物学的再建（液体窒素処理骨や熱処理骨などによる再建）が選択されることもある．生物学的再建では骨癒合が得られるまで 7 か月程度要することが多く[8]，全荷重までに時間がかかるという問題がある．大腿切断術

が施行された場合には，外傷や血流障害などに起因する切断術後と同様に断端訓練，義足歩行訓練などを施行する．回転形成術が施行された場合には，下腿切断術後と同等の歩行能力の獲得が期待できる．

5．甲状腺がん

甲状腺がんの治療は手術が主体となる．手術によって反回神経麻痺が生じて嗄声や嚥下障害をきたす可能性がある．また，頚部リンパ節郭清が行われると副神経が障害されて僧帽筋の麻痺が生じることが多い．

反回神経麻痺による嚥下障害は，声帯麻痺による誤嚥防止機能の低下，嚥下圧の低下などによって生じる．代償的な嚥下法として息こらえ嚥下の指導を行いつつ，声門閉鎖を促すためプッシング訓練などを行う．

僧帽筋の麻痺によって，肩関節の外転障害や肩甲骨の挙上障害が発生する．副神経が温存されていれば通常6か月〜1年程度で麻痺が改善してくるが，その間に不適切な運動・動作によって癒着性関節包炎や関節拘縮を起こすことを防ぐ，痛みなどの自覚症状を緩和する，肩関節の機能改善をはかる，などを目的としたリハビリテーション治療を行う．

6．子宮頚がん

子宮頚がんの治療では，手術，または放射線療法が治療の主体となる．上皮内がんや微小浸潤がんであれば妊孕性が温存される子宮頚部円錐切除術の適応となるが，病変が拡大すると広汎子宮全摘術などが施行される．放射線療法は，局所進行がんの症例で行われるが，早期浸潤がんの症例でも選択されることがある．また，術後補助療法として，放射線療法，または同時化学放射線療法が行われることもある．広汎子宮全摘術などの骨盤内リンパ節が郭清される手術の後や放射線療法の後に，下半身のリンパ浮腫が生じることがある．リンパ浮腫は治療後すぐに発生するとは限らないため，周術期，あるいは放射線治療時にリンパ浮腫に対する予防的な日常生活指導を行う．浮腫が

生じる可能性がある肢への過度な負荷（重いものを繰り返し運ぶなど）や局所的な圧迫（正座や衣類などによる圧迫）は避けたほうが良いとされている．また，肥満がリンパ浮腫の発症，増悪に関連することが知られており，適正体重を保つよう努める．さらに，リンパ浮腫の早期発見のために浮腫が生じる可能性がある部位を日頃から観察する習慣づけをしておくと良い．

リンパ浮腫の治療はスキンケア，用手的リンパドレナージ，圧迫，圧迫下の運動，日常生活指導からなる複合的治療と呼ばれる保存的治療が標準的な治療法である（**表3**）．近年マイクロサージェリーの技術の進歩により，リンパ管細静脈吻合術やリンパ節移植術などが行われることもある．

また，広汎子宮全摘術後にしばしば尿失禁が見られる．このような場合には骨盤底筋訓練を指導する．

7．乳がん

乳がんの初期治療の主体は手術である．近年は手術の縮小化がはかられる傾向がある．乳房に対しては全摘よりも部分切除が主流となってきている．しかし，乳房の再建術が広まってきていることもあり，全摘＋再建の症例も増えつつある．また，腋窩リンパ節に対してはセンチネルリンパ節生検を行って，転移がなければリンパ節郭清を省略するという方法がしばしば取られる．それでも腋窩リンパ節郭清が必要な症例も少なからず存在する．

乳がんの手術後にリハビリテーション診療の場面で問題となるのは肩関節可動域制限である．通常，肩関節運動に関与する筋の切除などは施行されないが，痛みや引きつれ，しびれなどの症状に伴う不動から肩関節可動域制限をきたしやすい．術後早期からの運動療法が有効である．また，腋窩リンパ節郭清後は患側上肢や胸背部にリンパ浮腫を生じることがある．また，腋窩への放射線療法後にもリンパ浮腫を生じる可能性がある．子宮頚がんと同様にリンパ浮腫は治療してすぐに発生するとは限らないため，周術期や放射線治療時に

表 3. リンパ浮腫に対する複合的治療

---

① スキンケア

リンパ浮腫が生じた部位の皮膚は乾燥しやすく，ひび割れなどの傷ができやすい．ここから菌が入り蜂窩織炎を起こすことがあるため，傷ができないよう注意する．保湿を心がける．

② 用手的リンパドレナージ

障害されていない領域のリンパ節から深部にリンパ液を送り込む手技．婦人科がんでは下半身に浮腫が起こるため，用手的に腋窩リンパ節にリンパ液を流す．乳がんでは術側上肢・胸背部に浮腫が起こるため，対側腋窩リンパ節や同側鼠径リンパ節にリンパ液を流す．用手的リンパドレナージは医療者が行う手技であり，これを簡素化したシンプルリンパドレナージを患者や家族に指導することもある．

③ 圧　迫

・多層包帯法

主に集中治療期にリンパ浮腫を改善させる目的で行われる．ただし，維持治療期においても，特に夜間に使用されることがある．包帯が食い込んでしまうと浮腫が改善しないばかりか悪化させる可能性があり，十分に注意する．

・弾性着衣による圧迫

通常は維持治療期に用いられるが，浮腫が軽度の場合には治療開始時より使用される．主に下肢では弾性ストッキング，上肢では弾性スリーブが使用される．弾性着衣は食い込みやすいため，装着時・着用中とも注意が必要である．

④ 圧迫下の運動

リンパ液は毛細リンパ管から前集合リンパ管，集合リンパ管へと運ばれる．集合リンパ管の周囲に存在する筋の収縮・弛緩によって集合リンパ管におけるリンパ液の輸送が促されるため，運動がリンパ液の流れを活性化する．患肢を皮膚上から圧迫すると組織内圧が高まり，この作用が増強される（**図 1**）[10]．リンパ浮腫に対する運動内容として確立されたものは存在しないが，重量物を持ち上げることを含めて強い負荷がかかることを避けたほうが良い．一般的に軽度から中等度の強度の運動がすすめられており，ウォーキングなどでも良い．有酸素運動は自律神経に働きかけてリンパ系のより活発な自動運搬能を引き起こす．リンパ流は安静時に比較し，運動中は5〜15倍にまで増加する[11]．

⑤ 日常生活指導

日常生活指導の基本は「リンパ液の流れを促すことを積極的に取り入れる」ことと「リンパ液の流れを妨げることを避ける」ことの2点に集約される．前者の例は患肢の挙上である．重力の影響は意外と大きく，可能な限り患肢を挙上することを心がけると良いが，臥位で下肢だけを過度に挙上すると鼠径部や陰部などの浮腫が悪化するおそれがあり注意が必要である．後者の例は正座を避けることや衣類のゴムの食い込みに注意することなどである．

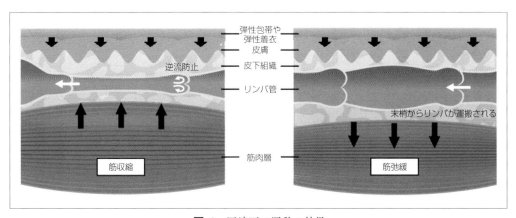

図 1. 圧迫下の運動の効果

筋の収縮・弛緩だけでもリンパ液の流れが促されるが，皮膚上から
圧迫を加えることで組織内圧が高まり，その効果が増す．

（文献 10，p. 17 より転載）

リンパ浮腫の予防に関する生活指導を行っておくと良い．なお，センチネルリンパ節生検で終わった症例でもリンパ浮腫が生じることがあるので注意が必要である．リンパ浮腫に対する治療は，前述の子宮頸がん治療後のリンパ浮腫の治療とほぼ同様であり，**表3**の通りである．

乳がん手術後は，がんの進行度や組織型などによって治療法が異なる．放射線療法，化学療法，ホルモン療法などがしばしば行われるが，いずれの場合でも運動習慣をつけておくと良い．乳がん患者の運動は再発リスクを減らすことが知られている．また，リンパ浮腫の発症や増悪のリスク因子として肥満が挙げられており，その予防の観点からも身体活動の維持・向上が重要である．

AYA 世代に対する
リハビリテーション診療のポイント

AYA 世代のがん患者は，非常に多感な時期に「がんの罹患」という大きなイベントを経験し，計り知れない心理的ダメージを受けている．がんの診断から12か月の時点において，AYA 世代の患者の44％に中等度〜重度の心的外傷後ストレス症状が見られたと報告されている[9]．一方で，このような強いストレスの後に成長という肯定的な変化が見られる（心的外傷後成長，post-traumatic growth：PTG）ことも知られている．医療スタッフが常に寄り添う姿勢を持つことが患者の心理面に良い影響を与えると考えられる．

がんが治癒した場合でも，化学療法や放射線療法の後遺症や晩期障害などによって様々な問題を抱えている患者は少なくない．特に高次脳機能障害は社会生活を送るうえで問題となりやすい．大きく機能を改善させることが難しい場合が多いが，代償方法の検討などにより社会生活への影響を最小限にすることを目指す．

また，先に述べたように AYA 世代は大きなライフイベントを多く経験する時期であり，そのライフイベントによって生活環境が大きく変化する可能性がある．それに伴い求められる身体機能も変わる場合がある．例えば，上肢機能障害がある患者において，学生のうちはノートをとるためにスムースに文字を書くことが求められていたが，就職後は物を運ぶことや自動車運転をすることが重要になる，といったケースである．したがって，生活環境が変わるときなどには困ったことがないか，心配なことはないかなどをよく聞き出すようにすると良い．希望する動作が可能かどうかを評価して，必要があれば代償方法などを検討する．また，復学や復職に際して，学校の教員や職場の上司，産業医などと連絡をとって配慮すべき点を伝えることも必要に応じて行う．

医療スタッフだけでなく，家族・友人を含め，社会生活の中でつながっている人々と協同して患者の支援を行うことが，心理面の改善や社会復帰の促進につながる．

参考文献

1) Katanoda K, et al：Childhood. Adolescent and young adult cancer incidence in Japan in 2009-2011. *Jpn J Clin Oncol*, **47**：762-771, 2017.
Summary 我が国における小児および AYA 世代のがんの統計情報が記載されている．

2) がんの統計編集委員会（編），がんの統計 2021 年版，pp. 86-89, 2021.

3) 石川愛子：造血器悪性腫瘍の特徴・診療・リハビリテーション診療の概要．辻　哲也（編），がんのリハビリテーションマニュアル 周術期から緩和ケアまで 第2版，pp. 209-218, 医学書院, 2021.

4) 公益社団法人日本リハビリテーション医学会がんのリハビリテーション診療ガイドライン改訂委員会（編），がんのリハビリテーション診療ガイドライン 第2版，pp. 202-210, 金原出版, 2019.

5) 公益社団法人日本リハビリテーション医学会がんのリハビリテーション診療ガイドライン改訂委員会（編），がんのリハビリテーション診療ガイドライン 第2版，pp. 220-232, 金原出版, 2019.

6) 田沼　明：原発性骨・軟部腫瘍，脊髄腫瘍　1 原発性骨・軟部腫瘍，脊髄腫瘍の特徴・診療・リハビリテーション診療の概要．辻　哲也（編），がんのリハビリテーションマニュアル 周術期から緩和ケアまで 第2版，pp. 190-192, 医学書院, 2021.

7) Ogura K, et al：Statistics of bone sarcoma in Japan：Report from the bone and soft tissue tumor registry in Japan. *J Orthop Sci,* **22**：133-143, 2017.
   Summary 我が国における悪性骨腫瘍の統計情報が記載されている.

8) 片桐浩久, 石井 健：原発性骨・軟部腫瘍, 脊髄腫瘍 2リハビリテーションアプローチ 2下肢・体幹の障害. 辻哲也(編), がんのリハビリテーションマニュアル 周術期から緩和ケアまで 第2版, pp.202-206, 医学書院, 2021.

9) Kwak M, et al：Prevalence and predictors of post-traumatic stress symptoms in adolescent and young adult cancer survivors：a 1-year follow-up study. *Psychooncology,* **22**：1798-1806, 2013.

10) 山口 建(監), リンパ浮腫の概要 下肢(あし)編～リンパ浮腫を理解するために～ 第3版, 静岡県立静岡がんセンター, 2015.

11) 廣田彰男：正しいリンパ浮腫の診断・治療. p.118, 日本医事新報社, 2017.
   Summary リンパ浮腫について, 基礎的な内容から実践的な内容までわかりやすく解説されている.

MB Med Reha **No.277**：**46-51**, 2022

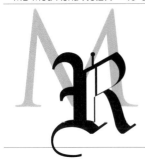

特集／AYA世代のがんへのリハビリテーション医療

AYA世代に対するがんのリハビリテーション医療 理学療法士の立場から

岡山　太郎[*]

Abstract　AYA世代がん患者に対するリハビリテーション医療の難しさは，① がん種，病期によって患者とかかわることのできる時間，リハビリテーションの内容が異なること，② 障害の有無・程度に加えて，年齢や精神的発達，社会的背景によって優先される問題は異なり，症例の個別性が高いこと，③ "友達，恋人，家族""学校""仕事""性と生殖"など，AYA世代がん患者の診療に大切といわれている極めて私的な事柄に対し，療法士が相談を受け，自らの考えを伝えることが多いこと，などにあると考えている．

　AYA世代がん患者に対するリハビリテーション医療のコツは，各疾患の基本的なリハビリテーション治療を行う中で，如何にして効果的でかつ楽しいプログラムで行うか，患者の良き理解者となるか，患者個別の身体心理社会的な問題に対して有効なアドバイスができるかであろう．

Key words　身体活動量（physical activity），身体機能（physical function），高強度の運動（vigorous exercise），心理社会的な問題（psychosocial issues），家族支援（family support）

はじめに

　AYA世代において罹患率が高いがん種は，白血病，リンパ腫，胚細胞腫瘍・性腺腫瘍，甲状腺がん，骨肉腫，脳腫瘍，女性乳がん，子宮頚がんなどである[1]．根治を目的とした治療を行う白血病，骨肉腫，脳腫瘍は，特にがんそのものや治療が身体精神機能に与える影響が大きく，筋力や歩行能力，身体活動量の維持・改善などが理学療法の中心となる．治療期間も長期にわたることが多く，必然的に療法士が患者とかかわる時間は長くなるものの，障害に対する訓練としてはある程度一般的となる．また，甲状腺がん，乳がん，婦人科がんの根治治療におけるリハビリテーション治療は，手術後のリンパ浮腫に対する予防的な生活指導や肩関節挙上制限への対応が中心となるため，机上での指導や局所に対するアプローチとな

り，問題なく経過した場合は数回のリハビリテーションで終了となることも少なくない．一方，延命を目的にした治療を行う患者を担当する場合は，緩和的な治療を継続する中でのかかわりとなるため，定型的，一般的なアプローチというものがおおよそ存在せず，その時の状況に応じたリハビリテーション治療が求められる．

　また，患者がA世代（Adolescent：思春期）なのか，YA世代（Young Adult：若年成人）なのか，さらに同世代の中でも精神的発達や性格，社会背景によっても言葉のかけ方は異なる．このように，"AYA世代"と一言で言えば，がんのリハビリテーション医療におけるライフステージの一期として区別されるが，その実際はとても幅広いものである．

　がん種，治療別のリハビリテーションは成書を参照していただき，本稿では，AYA世代がん患

* Taro OKAYAMA，〒411-8777　静岡県駿東郡長泉町下長窪1007　静岡県立静岡がんセンターリハビリテーション科

表 1. 小児がんサバイバーにおける活動制限と就学・就労の制限

がん種	人数	Performance Limitation		就学・就労の制限	
		人数(%)	リスク比 (95%信頼区間)	人数(%)	リスク比 (95%信頼区間)
兄妹(非がん)	3839	455(11.8)	Reference	57(1.5)	Reference
全小児がんサバイバー	11481	2253(19.6)	1.8(1.7-2.0)	909(7.9)	5.9(4.5-7.6)
白血病	3887	586(15.1)	1.5(1.3-1.6)	226(5.8)	4.9(3.7-6.5)
急性リンパ性白血病	3344	490(14.6)	1.4(1.3-1.6)	189(5.9)	5.1(3.8-6.8)
急性骨髄性白血病	290	52(17.9)	1.6(1.3-2.1)	14(4.8)	3.8(2.2-6.6)
その他	253	44(17.4)	1.6(1.2-2.2)	13(5.1)	4.1(2.3-7.4)
脳腫瘍	1467	390(26.6)	2.5(2.2-2.8)	294(20.0)	15.6(11.8-20.5)
神経膠腫	947	257(27.1)	2.5(2.2-2.9)	192(20.3)	15.7(11.8-20.9)
中枢神経系原始神経外胚葉腫瘍	289	70(24.2)	2.3(1.9-2.9)	64(21.9)	18.1(12.9-25.2)
その他	231	63(27.3)	2.5(2.0-3.1)	38(16.4)	12.5(8.5-18.3)
ホジキンリンパ腫	1494	348(23.3)	1.8(1.6-2.0)	76(5.1)	2.9(2.1-4.1)
非ホジキンリンパ腫	867	124(14.3)	1.3(1.1-1.7)	50(5.8)	4.1(2.9-6.0)
ウィルムス腫瘍	1037	132(12.7)	1.3(1.1-1.5)	46(4.4)	4.1(2.8-6.0)
神経芽細胞腫	802	136(16.9)	1.7(1.4-2.1)	42(5.2)	5.1(3.4-7.6)
軟部腫瘍	996	193(19.4)	1.7(1.4-1.9)	71(7.8)	5.0(3.5-7.0)
骨腫瘍	931	344(36.9)	2.9(2.6-3.3)	104(11.2)	6.8(5.0-9.3)
ユーイング肉腫	294	91(30.9)	2.6(2.1-3.1)	29(9.9)	6.4(4.1-9.9)
骨肉腫	593	242(40.8)	3.2(2.8-3.6)	71(12.0)	7.2(5.1-10.0)
その他	44	11(25.0)	1.9(1.1-3.1)	4(9.1)	5.1(1.9-13.4)

(文献 2 より引用し，一部改変)

者の理学療法を行う際のポイントと，より良い多職種チーム医療を行ううえで大切なことについて述べる.

AYA 世代がん患者で，特に身体機能の低下をきたす疾患について

AYA 世代がん患者の長期的な身体機能の制限に関する報告は小児がんサバイバーに比べて少ないが，小児がんの長期フォローはそのまま AYA 世代に直結するため，ここでは小児がんについても引用していく. 小児がんサバイバーに対する長期的な活動，および社会参加の制限を**表 1**に示す[2]. 非がんの兄妹と比べ，Performance Limitation は，がんサバイバー全体で 1.8 倍リスクが高く，特に脳腫瘍，骨腫瘍のリスクが高い. 同様に就学，就労制限は 5.9 倍リスクが高く，特に脳腫瘍のリスクが高いが，骨腫瘍では就業・就労制限はさほど高くない結果となっている. これに連な

る AYA 世代がん患者においても，脳腫瘍，骨軟部腫瘍患者は身体精神に機能障害が生じるリスクが高いため，特に包括的な支援が必要である. 他に AYA 世代に好発する胚細胞腫瘍，乳がん，婦人科がんなどの患者においても，治療過程で頻発する末梢神経障害や倦怠感などによって身体機能や身体活動量が低下する場合があり，リハビリテーション治療の必要度は高い.

リハビリテーション医療は，一般に主科医師からの依頼がないと開始できないため，まずは病棟，外来で主科医師，看護師がリハビリテーション医療を必要とする患者を抽出し，漏れなくリハビリテーション医療につなげることが大切である.

身体活動量の重要性を理解し診療を行う

一般的にもがん治療中の身体活動量の低下は，倦怠感の増強や体力の低下につながるとされ，AYA 世代においても治療後の復学・復職時の弊

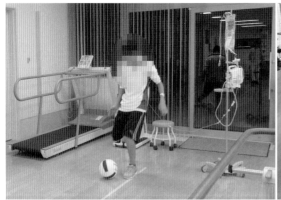
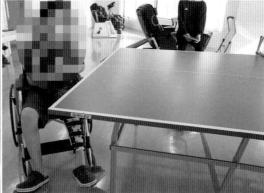
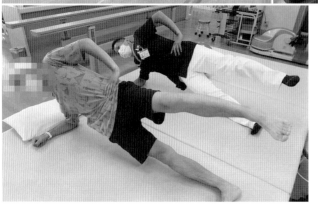

図 1.
AYA 世代に対する理学療法の例
　a：上顎洞ユーイング肉腫．四肢体幹の筋力強化トレーニング，エルゴメーターに加え，幼少の頃から行っていたサッカーを実施．時に，他のリハビリテーションスタッフ，チャイルドライフスペシャリスト(CLS)を集め，屋上スペースでサッカーの試合も実施した．
　b：左大腿骨ユーイング肉腫．松葉杖歩行練習，関節可動域練習，筋力強化トレーニングに加えて，卓球を実施．荷重制限があるうちは，車椅子に乗って行い，全荷重が許可された後は立位で行った．
　c：慢性骨髄性白血病．移植前後において，リハビリテーション室で実施できるときは，高負荷の四肢体幹の筋力強化トレーニング，持久力訓練としてエルゴメーターを実施した．

害となる．治療中の白血病，骨肉腫などの小児・AYAがん患者130人を対象とした観察研究では，患者の約8割が1日の歩行距離が1km未満であったと報告されている[3]．また，同じ治療中であっても，入院より在宅医療のほうが身体活動量は増えるといわれており[3][4]，入退院を繰り返しながら治療を行う症例に関しては，身体活動量の観点からも積極的に在宅医療をすすめ，やむを得ず入院が長期にわたる症例に対してはリハビリテーション治療を実施し，活動性の維持改善をはかることが重要であろう．

また，がん治療終了後の身体活動量低下は，肥満，糖尿病など，二次的な慢性疾患を誘発するリスクが高くなるだけでなく[5][6]，がんの再発や生存にも影響を与えることが報告されている[7][8]．本邦の乳癌診療ガイドラインにおいても，「乳がん診断後の身体活動が高い女性では，全死亡リスク，乳がん死亡リスクが減少することは確実である」

と明記されている[9]．AYA世代がん患者にかかわる医療者が，身体活動量を高く保つことの大切さを理解して診療を行うことを心がけるべきである．

運動プログラムの選択・高強度の運動の重要性について

理学療法プログラムは，行われた治療，身体機能障害の有無と程度，安静度指示，その他のリスク因子によって様々であるが，実施できる状況の中で患者が楽しんで行えるようにプログラムを選択することは大切なことである．比較的強度の高いスポーツの要素を取り入れた運動を行うことや，ゲーム性を持って行うことなどがポイントである(図1)．特に，患者が発病前に行っていたスポーツを入院治療中にも継続して行えることの身体的，心理的なメリットは大きく，筆者が所属する病院ではこれまでに，テニス，キャッチボール，卓球，サッカー，バトミントンを行った経験があ

る．ボールを使った運動は患者の満足度も高く，患者・PT双方にとっても楽しい時間となるが，一方で小児・AYA世代がん患者を対象にしたリハビリテーション中の有害事象に関する調査では，中等度〜重度の有害事象は，強度の高い運動，ボールを使った運動中に発生していたと報告されている[10]．患者自身の事故だけでなく，周囲で訓練をしている他患者などへ迷惑がかからないように，十分配慮し実施することが重要である．

小児がん経験者において，高強度の運動時間は生存期間と関連があるとの報告もあり，前述の身体活動量と同じく，高強度の運動の重要性を患者に伝え，治療後に継続できるよう指導することが重要と思われる[11]．

心理社会的な問題のかかわりについて

療法士は診断後治療前から，治療中後の最も辛い時期とその回復する過程，治療後のフォローアップまで継続してかかわることが可能なため，身体機能面だけでなく，心理社会的な問題に対する支援者としての役割も大きい．心理社会的な問題とは，主にAYA世代に特有のアイデンティティの問題，就学，就職，恋愛，結婚，出産などを指す．それらはリハビリテーション実施中の何気ない会話の中で，患者自ら話してくれることもあれば，あえて療法士が質問する形で答えてくれることもあり，治療中に長くかかわり，様々な会話を重ねてきた関係だからこそ知り得る患者の正直な気持ちである．それらは極めて私的で個別性が高いため，まずは患者がそう思ったことを支持し，そのうえで，状況に合わせて個人的な見解を伝えるようにしている．妊孕性の問題をはじめ，専門家の関与が必要と判断される場合は患者にその旨了解を取り，そのうえで情報共有するべきである．大事なことは，それら1つひとつの問題は患者の将来にわたり大切なことであるため，医療者一同がより良い方向で問題が解決されることを願っていることが患者に伝わるように接することのように思われる．

特に，A世代の進学や就職に対しては，具体的な目標がある場合は目標とする分野に関連したことについて会話を深め，目標が明らかでない場合は目標がわからない中でどのように進路を決定するのか，職業選択の大切さなど，時に自分の経験を踏まえながら伝えるようにしている．

リハビリテーション治療を行う中で患者の心理社会的な問題に関する対話を重ねることによって，リハビリテーション科終診後においても，折につけリハビリテーション科に立ち寄り近況を報告してくれることは多い．身体機能やADLに関する事柄だけでなく，心理社会的な問題に対する支援者にもなり得る認識を持って臨床を行うことは重要であると思われる．

延命を目的とした治療を受ける
AYA世代がん患者に対する理学療法

延命を目的とした治療は，全身治療としての化学療法を中心に，時に局所治療としての放射線治療や手術を行いながら患者が望む生活を長く送ることが目的となる．

これらの治療過程は転移再発後の初回治療から，看取りのときまで非常に幅があり，予防・回復・維持・緩和的なリハビリテーションと，どの段階を目的としたリハビリテーション依頼もあり得る．そのため，理学療法処方を受けた際には，これまで行ってきた治療，現在の治療内容，病勢などを理解し，過不足のないリハビリテーション治療を行う必要がある．その際，"学校に行きたい" "家族と一緒に暮らしたい" "がん治療を長く受けたい" "仕事をしたい" など "患者の希望" が大事になるため，治療を行いながら対話により患者が何を大切にしているのかを知り，理学療法で支援していくことが重要である．この治療期では入院は最低限として，在宅からの定期外来受診，治療となることが多いため，根治を目的とした治療を受ける患者に比べてリハビリテーション医療の実施が容易ではない．そのため，主治医・患者にはリハビリテーションが必要であったら速やか

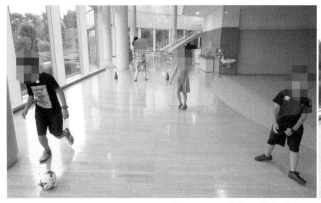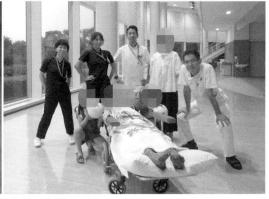

図 2. YA 世代の親を喪う子どもへの支援の 1 例
筆者が担当していた YA 世代がん患者の家族への支援. 全身状態が悪化し, 患者
本人に対する運動療法は難しくなったが, 子どもへの支援は継続して行った.
この写真は, 外来診察室裏のスペースを使って, 夕方に家族 vs リハビリテーショ
ンスタッフでサッカーの試合を行ったときのもの.

にリハビリテーション科に連絡していただくよう
に伝え, また, リハビリテーション治療そのもの
は実施しなくても, 面会, 対話などを通して治療
経過に伴走していくことが重要である.

緩和治療に徹する時期〜看取りのときまで

それまで頑張って行ってきた抗がん治療が行え
なくなる緩和ケアを主体とする時期では, 様々な
症状が出現し全身状態が悪化していくため, 維持
的・緩和的な理学療法が中心となる. 患者にリハ
ビリテーションを行いたい気持ちがあったとして
も, 全身状態によってはリハビリテーションが行
えないことが多くなる. この時期は患者のニーズ
(今日はリハビリテーションをやりたい. 今, 車椅
子に乗りたいなど)があったときに対応する形に
なることが多いので, 定期的な訪室を心がけ, 病
棟スタッフとも連携し, なるべく機を逃さないよ
うに近くで経過を見守ることが重要である. ま
た, 予後が限られた状況での退院を目指す方針と
なった場合は, 必要物品の選定, 移動方法の検討,
家族指導などを行っていく.

また, この時期には患者だけでなく, 両親や兄
弟, 患者の子などの患者家族に対する支援も理学
療法士の重要な役割となる. 当院では, 親を喪う
幼児や学童期の子どもに対し小児科医や CLS が
家族支援を行っている. その内容は, 小児科医に

よる子どもの年齢・発達段階に応じた病状や死の
説明, CLS による遊びの提供や手紙の作成, 死後
の家族の手形の作成などグリーフケアである. 時
に我々療法士もリハビリテーション室内にある輪
投げやボールを使い, 子どもの緊張を和らげるた
めに遊びやゲームを計画し実践している(**図 2**).
また, それらのアクティビティーを行った場合は
写真を撮り, プリントしてお渡しするようにして
いる.

患者の死後, 悲しみの只中にある家族に対しど
のような言葉をかけるか, その後の悲嘆への援
助[12], 患者との死別を自分がどのように受け止め
るかも大切な問題である.

おわりに

より良い AYA 世代がん患者に対するチーム医
療を考えたとき, システマティックに専門職が介
入することと, システムだけでは拾い上げられな
い, 解決できない個別の問題にどう対応するかの
両面が重要であるように思われる. リハビリテー
ション療法士は患者の経過に寄り添い, 行われた
治療とそれによる患者の全般的な変化に気づくこ
とで, それに伴う患者個別の問題にも触れられる
立ち位置にある. 療法士は, より視野の広い臨床
が行えるよう臨床経験を重ね, 患者の医療チーム
に積極的にかかわっていくことが求められている

と思われる.

文 献

1) がん情報サービス,小児・AYA 世代：がん罹患
データ（2009 年～2011 年）.〔https://ganjoho.jp/
reg_stat/statistics/data/dl/index.html#child
hoodAYA〕（2022 年 1 月 6 日参照）

2) Ness K, et al：Limitations on physical perfor-
mance and daily activities among long-term
survivors of childhood cancer. *Ann Intern Med*,
143(9)：639-667, 2005.

3) Götte M, et al：Comparison of self-reported
physical activity in children and adolescents
before and during cancer treatment. *Pediatr
Blood Cancer*, **61**(6)：1023-1028, 2014.
  Summary 入院で治療を行うことが,如何に小
児・AYA がん患者の身体活動量を低下させるかを
明らかにした画期的な文献.

4) Winter C, et al：Level of activity in children
undergoing cancer treatment. *Pediatr Blood
Cancer*, **53**(3)：438-443, 2009.

5) Chaput JP, et al：2020 WHO guidelines on phys-
ical activity and sedentary behaviour for chil-
dren and adolescents aged 5-17 years：sum-
mary of the evidence. *Int J Behav Nutr Phys
Act*, **17**(1)：141, 2020.

6) Tai E, et al：Health status of adolescent and
young adult cancer survivors. *Cancer*, **118**(19)：
4884-4891, 2012.
  Summary AYA 世代のがんサバイバーは,身体
面,精神心理面の晩期障害のリスクが高いことを
指摘している.

7) Friedenreich C, et al：Physical Activity and
Mortality in Cancer Survivors. A Systematic
Review and Meta-Analysis. *JNCI Cancer Spectr*,
4(1)：pkz080, 2020

8) Li T, et al：The dose-response effect of physical
activity on cancer mortality：findings from 71
prospective cohort studies. *Br J Sports Med*, **50**
(6)：339-345, 2016.

9) 日本乳癌学会（編）,乳癌診療ガイドライン ② 疫
学・診断編,pp. 144-148, 金原出版, 2018.

10) Gauß G, et al：Adverse events during super-
vised exercise interventions in pediatric oncol-
ogy―A nationwide survey. *Front Pediatr*, **9**：
682496, 2021.

11) Scott J, et al：Association of Exercise With Mor-
tality in Adult Survivors of Childhood Cancer.
JAMA Oncol, **4**(10)：1352-1358, 2018.

12) 瀬藤　乃：死別の悲嘆への援助. 理学療法兵庫,
12：1-6, 2006.
  Summary 喪の過程と医療従事者によるグリーフ
ケアの重要性について,理学療法士が解説した特
別寄稿.

四季を楽しむ

ビジュアル 嚥下食レシピ

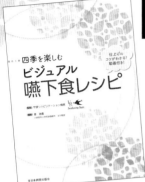

監修・執筆 宇部リハビリテーション病院
田辺のぶか，東　栄治，米村礼子

編集 原　浩貴（川崎医科大学耳鼻咽喉科　主任教授）

Swallowing Team

2019年2月発行　B5判　150頁　定価3,960円（本体3,600円＋税）

見て楽しい、食べて美味しい、四季を代表する22の嚥下食レシピを掲載！
お雑煮からバーベキュー、ビールゼリーまで、イベント食、お祝い食に大活躍！
詳細な写真付きの工程説明と、仕上げのコツがわかる動画で、作り方が見て
わかりやすく、嚥下障害の基本的知識も解説された、充実の1冊です。

食べやすさ，栄養，見た目，味を追及したレシピ！

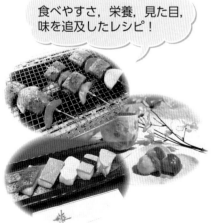

豊富な写真で工程が見てわかる！

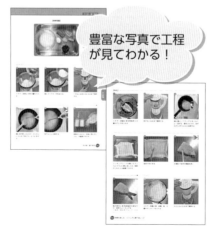

動画付きで仕上げのコツが見てわかる！

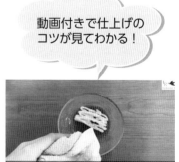

④そうめん（白）を絞ります

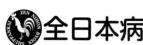
全日本病院出版会　〒113-0033　東京都文京区本郷 3-16-4　Tel:03-5689-5989
www.zenniti.com　Fax:03-5689-8030

MB Med Reha **No.277**：**53-60**, 2022

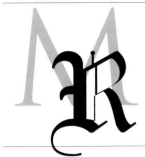

特集／AYA世代のがんへのリハビリテーション医療

AYA世代に対するがんのリハビリテーション医療 作業療法士の立場から

田尻　寿子*

Abstract　AYA世代では，進学や就職，結婚，出産などの多くのライフイベントがあり，多くの選択肢を視野に入れて目標を立案する．

生命予後，および機能予後や安静度が，目標とする活動に与える影響を医師に確認し，夢・希望が安全に実現可能かを検討する．縦断的（経時的）かつ流動的な視点が必要である．

IADL（就学・就職・家事・子育て・趣味など）に対する支援のポイントは，語らないAYA世代の方の主訴と希望を推論しながら聴取すること．また，自立と依存，発達と退行など揺れうごく状況をおおらかに見守りながら自立を支援することも大切である．

さらに，入院中のかかわりだけではなく，ライフイベントに応じた機能・体力・動作・活動の視点を持って，社会適応支援・長期フォローアップ支援も考慮する．

AYA世代での死は，本人・家族にとっても受け入れがたいものであり，エンドオブライフケア，遺族ケアを視点に入れ「希望を継続する，自立・自律度を維持する」支援や，レガシーワークなどにより両親・子どもへ何らかの作品を残すことを支援することも作業療法士の役割の1つと考える．

Key words　長期フォローアップ，高校相当時代（中期思春期：middle adolescent）・大学相当時代（後期思春期：late adolescent），縦断的（longitudinal）（経時的（chronologically））・流動的な対応（fluid response），レガシーワーク支援（legacy work support）

はじめに

AYA世代は子ども時代から大人への移行・過渡期であり，疾病を有していなくても，台風のような大きな風雨を経験する時期である．その時期の作業療法アプローチを考えるには，皆川[1]や乾[2]のように，発達の課題を有するadolescentの時代を，中学相当時代（初期思春期：early adolescent），高校相当時代（中期思春期：middle adolescent），大学相当時代（後期思春期：late adolescent）と分類する視点を持って支援する必要性を実感している（注：皆川，乾らはadolescentを青春期としているが，ここではAYA世代で使用される〝思春期〟を用いた）．図1のように心理・社会的役割の変化を経験し，多彩な可能性を秘めた発達時期でもあり，多様かつ柔軟な対応が求められる．

作業療法士の視点とアプローチ

作業療法は，「人々の健康と幸福を促進するために，医療，保健，福祉，教育，職業などの領域で行われる，作業に焦点を当てた治療，指導，援助である．作業とは，対象となる人々にとって目的や価値を持つ生活行為を指す．（日本作業療法士協会定義2018）」とある．作業には，日常生活活動，家事，仕事，趣味，遊び，対人交流，休養など，人が営む生活行為と，それを行うのに必要な心身の活動が含まれ，それらを治療の目的や手段

* Hisako TAJIRI，〒411-8777　静岡県駿東郡長泉町下長窪1007　静岡県立静岡がんセンター，作業療法士

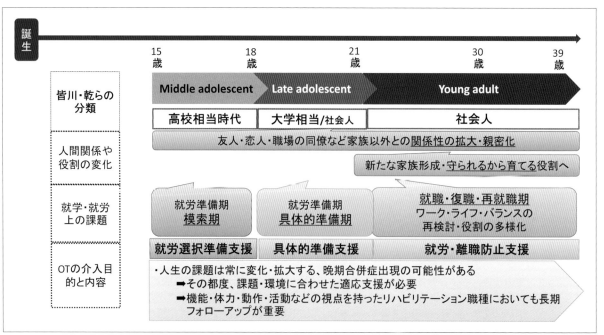

図 1. AYA 世代のライフステージに応じたリハビリテーション（OT）の視点
就労・就学支援：臨床上の経験からの課題

として活用していくところに特徴を持つ．医療
チームの中では，特に心身における機能低下に影
響を受けた学業・仕事・家事・子育て・趣味など
の困難感を軽減するように支援する．

　AYA 世代では，進学や就職，結婚や出産など
の多くの選択を迫られるため，目標設定において
も，社会復帰支援を含めた多くの選択肢を視野に
入れておく必要がある．

　「遠い将来」と「近い将来」の自己像を可能な限り
描きつつ，生命予後・機能予後や安静度の変化な
どを医師に確認し，現実的に可能なのかを検討す
る．希望する活動を行うための，安全，かつ具体
的な方法を伴走しながら模索していく．それに
は，縦断的（経時的）かつ流動的な視点が必要であ
るが，とても難しいと感じている．

　そのように個別性が高い目標の場合，作業療法
アプローチには，図2 に示すように，機能へのア
プローチを中心とした科学的根拠に基づいたボト
ムアップアプローチと，価値観や人生の物語に視
点を置いたナラティブなトップダウンアプローチ
の両者の視点を融合させるクロッシングアプロー
チ[3]が適当と思われる．

当院における AYA 世代の方々への作業療法（図3）

　当院における AYA 世代（15〜39 歳）の方々の作
業療法新規処方は，2018 年 4 月〜2020 年 3 月まで
の間で 90 件であった．その依頼科別の内訳は，乳
がん周術期・リンパ浮腫：33 件（37％），婦人科リ
ンパ浮腫予防・リンパ浮腫への複合的治療：28 件
（31％），整形外科：9 件（10％），頭頸部外科：8 件
（9％），脳神経外科：7 件（8％），その他：5 件（5％）
であった．

　それ以外にも，脳腫瘍や骨軟部腫瘍など，障害
が残存されている場合は，2018 年以前より長期
フォローアップしている事例もあった．

　また，病期においても周術期だけではなく緩和
ケアを主体とした時期〜終末期など多様であっ
た．がん種や病期により，目標や支援の具体的な
方法が異なるため，AYA 世代の方々への支援の
際の特徴的な課題と OT の役割の概要を述べた後
に，がん種別の具体的支援についても追記する．

社会的発達課題に即した支援：就学・就労支援

　AYA 世代は義務教育を修了し，社会参加の選

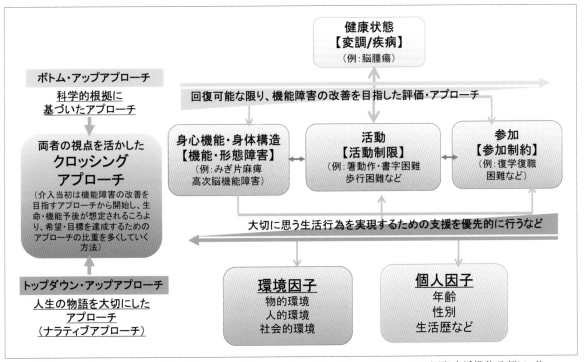

図 2. ICF（International Classification of Functioning, Disability and Health：国際生活機能分類）に基づいた AYA 世代 OT アプローチの手順の例

（文献 3 を参考に筆者作図）

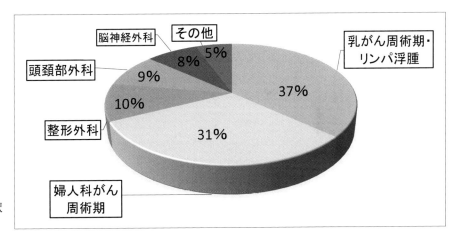

図 3.
AYA 世代：2018〜2020
新規 OT 処方（90 件）内訳

択肢が広がる時期ではある．学校選択が就労に直結することも多く，就学と就労支援は，シームレスに連動することが望ましい（**図 1**）．

1．Adolescent 世代の就学・就労支援

思春期中期（middle adolescent）・高校相当時代（職業模索期）：文部科学省の調査によると，令和2年度の通信制を含めた進学率は 98.8％となっている[4]．そのため，多くの場合機能障害へのアプローチとともに，高校進学・復学を目指した作業

療法を実施する．高校は，中学校よりも遠いところに通学する場合が多く，自転車通学が増える．「自転車に乗る」ことについて，小脳腫瘍など失調がある場合やてんかん発作を起こす可能性がある場合，また，上肢・手指に病巣がある場合はハンドル操作の可否などを医師に確認し，乗車可能な場合は転倒を避け安全に乗車する方法を検討する．

また，制服を着用する高校が多いため，体育など更衣動作が必要な場合は学校側に事前に相談

し，制服を着脱しやすいように改良することもある．抗がん剤後の脱毛が持続している場合は，体操着に更衣する際にウィッグが外れることを懸念する場合もあるため，保健室などでの更衣を認めていただくなどの準備をすることもある．

体育などの授業への参加方法について，安全性の検討を行う．抗がん剤の影響で，聴覚神経に障害を有する場合など，先生の声が聞こえやすい場所に座席を変更していただくなどの相談が必要となることもある．

義務教育期間外である高校時代の教育支援の遅れが指摘されていたが，近年はコロナ禍にてオンライン授業が導入されたり，分身ロボットなど，ICT(情報通信技術)による遠隔授業を受けるなどの方法が選択できるようになってきている．受講者側に在籍高校の教員が不在でも単位取得を認められるようなシステムを整えている県もあり[5]様々な形による教育の機会が増えつつある．

この時期は将来の職業を模索する時期であり，高校を選択する時点で専門教育を主とする学科に約4割の生徒が入学している[4]．言い換えると，6割の生徒が，将来の生き方の選択に入っており，大学進学を含め就労について視野に入れていると思われる．いわば，模索期ともいえる時期であり，外来受診のたびに，将来の夢が変わっていたりすることもある．心身機能の回復などに心配があれば，心配ごとを整理し，医師に相談できるように支援する．時に医療・福祉関連従事者の働き方をモデリングしていると感じることもある．いずれにしても，昨今小中学生の体力低下が報告されており，高校生の時期も基礎体力を維持・改善することは基本である．

大学相当時代(late adolescent)：就労準備期(具体的準備期)．大学生のときには，すでに将来の選択がなされている場合も多い．例えば医療関係で考えると，医学部・看護大学・リハビリテーション職種などを養成する医療技術大学などに入学していると，それらの資格を取得することが目標となる．

例えば，教員資格の取得を目指し体育の授業は必須である場合，種目が選択制ならば，身体状況を評価し，医師にどのような選択種目であれば受講可能かなどの相談をしたりする．

2．Young adult 世代の IADL 支援

Young adult 世代は働き盛りの時期であり，必要に応じて積極的な社会復帰支援が必要となる．しかし，同時にがんに罹患したことにより，価値観が変容し，ワークライフバランスを再検討される場合も多い．就労や家事・子育て・趣味などに対する必要性や思いをしっかりと聴取し，医師と相談する必要がある．

がん種別支援

作業療法士が支援することが多いがん種についての支援の概要を述べる．

1．脳腫瘍

当院での AYA 世代での作業療法のかかわりは，ほぼ原発性脳腫瘍の方であった．病巣に応じた機能障害は，就学・就労の阻害因子となる．殊に高次脳機能障害を有する場合は，就学・就労に難渋することが多い．AYA 世代の場合，周囲との関係性が拡大し，数年毎に変化する時期でもあるため，関係性を構築するにあたり周囲との軋轢を生じたり，自己コントロール不全感・孤独感を感じ，苦悩されることが多い．心理的支持の必要性を実感している．

てんかんの症状が懸念される場合は，発作の誘因とならないよう「規則正しい生活を送ること，十分な睡眠を取ること」を指導される．そのため，就学・就労に際しても，日常生活を含め環境を整えることが重要となる．また，高所での作業やピカピカとした光を見るような職務内容は避けたほうが良い場合があるため，職業の選択には医師と十分に話し合う必要がある[6]．てんかん発作の既往がある場合，道路交通法施行令により発作のタイプや最終発作から判断された医師の指示により，通勤手段を公共交通機関の使用に切り替えなければならないことがある．そのため体力をつけ

るなどの準備も必要となる.

2. 乳がん

1）乳房切除術後の場合

乳房切除術後には，創部の非弁間張力，瘢痕拘縮，axillary web syndrome（以下，AWS），肋間上腕神経損傷による支配領域の異常知覚などが生じ，肩関節可動域制限を生じることが多い．術後1か月は術創の保護のため，「いきむ」動作を避けることを指導される．そのため，いきむほどの重い物を持つなどの動作は，極力同僚などに支援を依頼することをおすすめしている．子育て時に子どもをだっこする場合には，膝の上に乗せながら抱きしめるなど，一時的ではあるが創部に負担がかからないような方法を検討する．また，子どもをお風呂に入れる際に，胸の術創を見せるかどうかなどを悩まれる場合もあるため，CLS（child life specialist）などに相談・紹介する．

2）腋窩リンパ節郭清術後の場合

腋窩リンパ節郭清術後には，腋窩リンパ節の所属領域にリンパ浮腫を発症する可能性がある．AYA 世代の方は，家事や育児，仕事など活動性が高い方が多いため，リンパ還流を促す／阻害しないよう指導を行うなど，長期的な視点での対策が重要である．復職に際しては，予防・早期発見・早期対処方法を指導する際に，職務内容を確認し，具体的な対処法を検討していく．

3）頭頸部がん副神経麻痺

頸部リンパ節郭清術後には，副神経障害が生じる可能性がある．副神経が切除されている場合，副神経麻痺はほぼ必発するが，温存されている場合であっても一定期間の副神経麻痺が出現する場合が多い．復学時には，体育，テニスや野球などのクラブ活動などに支障をきたす場合がある．温存されている場合は，いつか再開できる可能性があることを伝え，しばらく無理のない体力維持を指導したりする．

復職時には，上肢の外転・屈曲を要する場合や，重いものを保持・移動する必要がある仕事，長時間上肢の下垂位を保持しなければならない職種である介護福祉士，荷物の移送・移動などを必要とする運送業や販売員，黒板の板書が必要な教員，ホテルマンなどの方々が仕事の困難感や肩周囲の疼痛が出現してしまうことがある．基本的には，機能的なリハビリテーションに加え，副神経麻痺の回復が期待できる場合もその間上肢に過負荷とならないような動作方法を検討する．

4）原発性骨・軟部腫瘍

原発性骨軟部腫瘍は希少がんであるが，機能障害が生じると，長期的に安静度が変わるためリハビリテーションの必要性がより高いがん種である．15～39歳までの AYA 世代においては，患肢温存術などより良い機能予後を獲得することは，より良い心理社会的 QOL の獲得につながる結果となっている[7]ため，作業療法士としてもまずはより良い機能を獲得できるように支援することが重要である．

就学時には，上肢の骨軟部腫瘍の場合，教科に応じて必要とされる上肢機能も異なるため，その都度課題を相談し，時には支援員に手伝ってもらうなどの調整も必要となる．また，学校生活の中での red frags を見逃さないことが重要である．

例えば，原発性骨腫瘍骨転移後の20歳代男性は，病的骨折後に早期に仕事復帰しやすい術式を選択し，手術後3か月時に復職した．その後，安静度に応じて職務内容について相談しながら段階的に変更し，約6か月後に完全復職をされている．

5）抗がん剤治療中の場合

抗がん剤の目的や種類により，投与間隔や期間，有害事象の内容・発生率が異なる．抗がん剤投与後，白血球減少などの骨髄抑制，吐気，脱毛，手指知覚障害などの出現時期は異なるため，時期により行いやすい活動と行いづらい活動などがある．学業や家事・育児，仕事など活動の内容により日程などアレンジできるものは計画的にスケジューリングする．副作用が強い時期は，周囲へ協力を依頼したり，行いやすいタイミングを見つける．仕事の場合は，周囲の理解を得ながらの段階的な復職が可能となることも多い．

<例>化学療法誘発性末梢神経障害による手指のしびれなどの知覚障害により，瓶のふたを開けたり，食器を洗ったりするときに滑ってしまうなどの症状が生じる．家庭科の授業や家事動作時に包丁を使用する場合は，学校側に配慮を求め，一時的に皮むき器や包丁を使用しなくても良いキッチンツールや食材を選んだり，滑り止めネットなどの福祉用具を使用したりすると，比較的安全に調理動作が可能となる．高度な巧緻性を必要とされる仕事（看護師の注射，ピアノ講師など）は復職に際してしびれなどが回復することが見込まれる期間を確認し，回復するまでの間に実施可能なことから段階的に復職をすることが多い．

語らない AYA 世代の方の主訴と希望

特に思春期（adolescent）は，言語的発達が未成熟であったり，大人である医療者と距離を置きたかったりすることで，コミュニケーションが発展しづらいこともある．それ以外にも，自身で体験する身体的・精神的苦痛が「我慢すべき範疇なのか，医療者に訴えて良いものなのか？」との判断がつかないために，苦痛や主訴を積極的に訴えないように感じられたりする場面もある．

以上より，疼痛や倦怠感などの身体的・精神的困難感などの主訴を医療者側が類推し，社会生活の中でそのようなことが生じていないか丁寧に聞き取る姿勢も重要と考える．

主訴や希望については，がん治療による症状・障害や，治療によって生じる有害反応などとの兼ね合いで，繰り返し話し合われ，変化していくことが多い．

進路や必要な生活行為が大きく変化する可能性も含め，作業療法場面でも，柔軟な対応が必要と考える．

恋愛，結婚，出産などに関しては，日本においてはなかなかリハビリテーションの主訴として表現されづらいが，セクシュアリティーの項目が盛り込まれている標準化された評価用紙（上肢障害評価表：DASH など）などを用いることをきっかけに，主訴を表現されることもある．

自立と依存，発達と退行など揺れ動く状況をおおらかに見守りながら自立を支援する

思春期（adolescent）は，子どもから大人への移行過程であり，子どもと大人が共存している時期でもある．大きな変革期での罹患は，つらい体験からこころを守るため，発達的退行を生じることもある[2]．そのため，作業療法士との関係性も不安定となり，「今日はしっかり相談してくれて，支援できた」と感じるときと，「今日はうまく支援できたかどうか不安である」と不全感にさいなまれることもある．うまく距離感を保ちながら支援していくことも重要のように思われる．

長期フォローアップについて

長期フォローアップの必要性においては，小児・AYA 世代では周知のごとくである[8]．しかし，リハビリテーション分野では，診療報酬上疾患別リハビリテーションに関して通常期限が設けられている．また，がん患者リハビリテーション料においても外来での算定は認められていないなどの背景もあり，積極的に長期フォローアップに介入できているとは言い難い．しかしながら，AYA 世代においては，多くのライフイベントが生じる時期であり，症状や障害を有する場合には，その都度活動や参加に影響を与えることは想像に難くない．ライフイベントごとに心身の機能を評価し，今後起こり得る課題（例えば，修学旅行の行き方やデートの際に心配なことなど）について相談する．

また，晩期症状や転移再発などの徴候についても配慮が必要であり，動作の中で痛みが出現していないかなどを確認し，red frags などの症状の徴候にも目配りする必要がある．

<例>学校生活の中での変化を尋ねたところ，「下駄箱の1番下の靴を取るときに，腰に痛みが感じられるようになった」とのこと．急遽CT検査が予定されたが結果が出るまでは，腰部に負担がか

からないような動作を指導した．CT の結果，骨転移が判明し放射線治療が開始となった．

エンドオブライフケアについて

「日本人の望ましい死」についての大規模調査[9]では，「望ましい死に重要と挙げられている項目」の中で，楽しみや他者への負担感，自立，人生に対する達成感などは相対的に達成度に対する評価が十分ではなく，終末期に楽しみや希望を持つこと，人生に対する達成感を持つことなどは容易ではないと考察されている．本調査では，49 歳以下は 25％であったことを考えると，AYA 世代はその中でも少数と考えられるが，AYA 世代の方々は，本来，未来への希望を有する世代である．望ましい死の調査で挙げられている「達成が難しい項目」に関して，多くの希望を持ちながら終末期を迎えている人が多い印象を持っている．終末期に差しかかったとしても，特に adolescent 世代では，元気なときから連続した何らかの希望を持ち続けている（あるいは，持ち続けることで，死の恐怖を少しでも忘れることができているのかもしれない）方が多いし，YA 世代でも終末期の希望として「自己実現」と表現された方がおられた．また，具体的に「好きな選手に手紙を書きたい」，「入院中でも声楽の歌を歌いたい」「好きな車に乗車して退院したい」「仕事に戻りたい」などの様々な希望を持たれている．苦しくなってからでは表現しづらいため，元気なときから「好きな活動」や大切にしている事柄など日々の会話の中で尋ねておくと，呼吸苦などで会話が難しくなったときに，家族とともに希望していることを類推することができ，レガシーワークの支援の一助となる．症状緩和だけではなく，大切にしている場や人々と一緒に，行いたい作業活動を実現できるように願っている．しかしながら，徐々に身体的苦痛や活動時のリスクが増え，倦怠感も悪化する中で，過負荷とならないように注意しながらどのようなことをいつ行うか，そのタイミングをはかるのはとても難しい．

行いたいことを行えるときに支援できるようにチームで状況を共有し，変化する希望を聞き逃さないようにしたい．

家族・遺族のグリーフケアについて

終末期に際した AYA 世代の方々は，「親より早く人生を終える」ことに関して，あるいは「両親が自分のことにかかりっきりで，兄弟がさみしい想いをしているのではないか？」と罪悪感を持ったり，案じたりしている方もおられる．そのような場合には，上肢の使用練習を兼ねて，兄弟や両親へのプレゼントの作成を提案すると，受け取った家族も喜ばれ，その笑顔を見て本人がホッとするなど苦痛の緩和，および家族にとっては大切な遺族ケアとなることもある．

両親・家族のグリーフワークに関して，OT ができることの 1 つは，「闘病中においてもできる限り子どもにとって良いことができたという実感を残すこと」である．「子どもたちの苦痛を緩和する」ことの 1 つに，マッサージや ROM（関節可動域運動）などにより循環を促し，同一肢位における循環障害などを緩和することで「心地よさ」を提供できているという実感は重要に思われる．リスク管理（DVT（深部静脈血栓症）や骨転移などの管理）をしっかりおさえながら，「子どもの苦痛を少しでも緩和できた」という実感やスキンシップができるように方法を指導するのも一案である．

おわりに

特に AYA 世代では，通常の医学モデルだけではなく発達の視点も必要となり，大変難しい課題が多い．しかしながら，自立・自律や自己実現，社会の拡大など本来夢や希望を持って当たり前の世代の方々へ，より良い支援ができるように努力をしていきたい．そのためには長期フォローアップへのリハビリテーション職種の関わりなどの課題も検討していく必要がある．

文　献

1) 皆川邦直：青春期・青年期の精神分析的発達論―ピーター・ブロスの研究をめぐって―．小此木啓吾（編），青年の精神病理 2，pp. 43-66，弘文堂，1980.
2) 乾　吉佑：思春期・青年期の精神分析的アプローチ 出会いと心理臨床，pp. 85-100，遠見書房，2009.
   Summary 特に AYA 世代の心理的側面を理解したいときに，読みやすい 1 冊.
3) 大嶋伸夫：ボトムアップ・アプローチとトップダウン・アプローチ．大嶋伸夫（編），身体領域の作業療法 第 2 版 プログラム立案のポイント，pp. 22-35，中央法規出版，2016.
   Summary ボトムアップアプローチ，トップダウンアプローチ，クロッシングアプローチの概念について，わかりやすくまとめられている教科書である.
4) 文部科学省ホームページ：高等学校教育の現状について，〔https://www.mext.go.jp/a_menu/shotou/kaikaku/20210315-mxt_kouhou02-1.pdf〕（2021.11.23 参照）
5) 窪　優子ほか：今後の課題：AYA 世代のがん患者に対するリハビリテーション診療．*MB Med Reha*，**247**：69-77，2020.
6) 田尻寿子ほか：脳腫瘍患者・サバイバーと就労支援．*Jpn J Rehabil Med*，**56**：637-644，2019.
7) 朴木寛弥ほか：思春期・若年成人世代肉腫患者の機能予後と心理社会的問題のマネジメント．別冊整形外科，**79**：158-162，2021.
8) JCCG 長期フォローアップ委員会／長期フォローアップガイドライン作成ワーキンググループ（編），小児癌治療後の長期フォローアップガイド，クリニコ出版，2021.
9) 宮下光令：日本人の望ましい死とその達成度．小山千加代（編），サイエンスとアートとして考える生と死のケア―第 21 回日本臨床死生学会大会の記録―，エム・シー・ミューズ，2017.
   Summary 第 21 回日本臨床死生学会の記録の中に，「日本人の望ましい死とその達成」についての研究結果がわかりやすくまとめられている.

MB Med Reha No.277：61−65, 2022

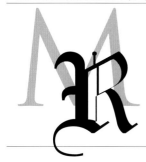

特集／AYA 世代のがんへのリハビリテーション医療

AYA 世代に対するがんのリハビリテーション医療 言語聴覚士の立場から

安藤　牧子*

Abstract　AYA 世代に言語聴覚士がかかわる機会は必ずしも多いとはいえず，教科書がない中でそれぞれの患者への接し方を模索している．かかわる疾患としては，白血病，リンパ腫，骨腫瘍，胚細胞腫，脳腫瘍，頭頚部がんなどがある．摂食嚥下障害へのアプローチでは家族を巻き込んだ介入や就労環境に配慮した指導が必要である．音声や構音障害のアプローチでは，世代によっては羞恥心から十分に練習が行えない場合もあり，環境に配慮が必要なこともある．高次脳機能障害については，就学時期は学業への影響，就労時期は仕事内容への影響について，関係各所に適切な助言ができるよう情報収集に努めることが重要である．また，家族が患者の障害像をどのように捉えているのかを把握することも，見えない障害だけに重要である．

Key words　AYA 世代の言語聴覚療法(speech and hearing therapy of adolescents and young adult)，羞恥心(shame)，摂食嚥下障害(dysphagia)，高次脳機能障害(higher brain dysfunction)

はじめに

　言語聴覚士が主にかかわるがん種を見ると，**表1**のように頭頚部がんや消化器がんなど扁平上皮がんや脳腫瘍が多いことがわかる．これらのがんは比較的高齢者に多いがんであり，実際，当科の悪性腫瘍患者の言語聴覚療法依頼件数を見ても高年齢の患者が多い(**図1**)．

　一方，AYA 世代に多いがん種は白血病やリンパ腫，骨腫瘍，甲状腺がん，乳がんなどであり，一般的に言語聴覚療法が関わる機会の少ないがん種が多い．つまり，AYA 世代へ言語聴覚療法が介入する機会は一般的に多いとはいえず，文献や書籍も少ない中，それぞれの言語聴覚士が模索しながらかかわっているというのが現状であるように思う．今回は，筆者の経験も交えながら，AYA 世代のがんの言語聴覚療法の役割を述べていきたい．

表 1. がん領域の言語聴覚療法

がん種	
脳腫瘍	高次脳機能訓練，摂食嚥下訓練，構音訓練
頭頚部がん	摂食嚥下訓練，構音訓練，代用音声訓練
消化器がん	摂食嚥下訓練，音声訓練
肺がん	摂食嚥下訓練，音声訓練
血液がん	摂食嚥下訓練，高次脳機能訓練

A 世代

1．病　態

　この世代では，白血病，リンパ腫や骨腫瘍，胚細胞腫，脳腫瘍患者を見ることが多いだろう．白血病やリンパ腫では大量化学療法による食思不振や口腔粘膜炎から起こる摂食嚥下障害，また，日

* Makiko ANDO，〒 160−8582 東京都新宿区信濃町 35　慶應義塾大学病院リハビリテーション科

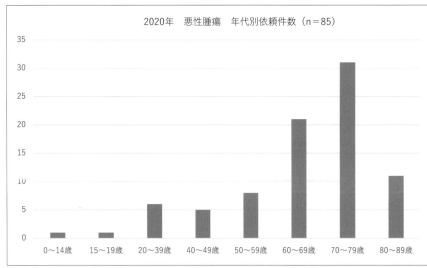

AYA世代の依頼科	
整形外科	2件
一般消化器外科	2件
脳神経外科	2件
歯科口腔外科	1件

図 1. 当科の言語聴覚療法のがん患者の年代別内訳

和見感染で脳炎を生じると記憶障害など高次脳機能への影響などが見られる．高位の脊髄腫瘍では，腫瘍そのもの，もしくは治療後，頚部固定や気管切開による摂食嚥下障害や音声障害を認めることがある．脳腫瘍では，摂食嚥下障害や構音障害，また，失語症をはじめとする高次脳機能障害を呈することがある．

2．障害別に見た言語聴覚療法の内容

1）摂食嚥下障害

基本的にはスクリーニングやVF・VE検査(嚥下造影検査：VF，嚥下内視鏡検査：VE)で評価を行い，それをもとに訓練を行っていく．間接嚥下訓練では食物を使用しないため，訓練の目的をわかりやすく説明する必要がある．運動方法の指導はより具体的に，スモールステップを踏めるようにプログラムを組む必要がある．また，直接嚥下訓練を進める際は，本人が好む食品などを取り入れ，訓練へのモチベーション維持に配慮しながら進めていく．時にとろみつけや訓練で使用する食品が嗜好に合わず，拒んでしまい，使用できないこともある．誤嚥のリスクを最小限に抑えるよう姿勢調整や嚥下方法を指導して介入することもある．嚥下障害を抱えながら，自身の誕生日などで飲食を行う場合は，誤嚥のリスクを回避できるよう，具体的に食品の選定方法や姿勢，とろみつけの有無(粘度の割合)などの環境調整を行い，食事内容の制限による孤立感をできるだけ軽減すること

とも重要である．

2）高次脳機能障害

言語機能，高次脳機能に関する評価を実施する．脳炎などを発症してすぐは，意識障害からの改善が見られるなど症状変動が激しい時期なので，高次脳機能のスクリーニング検査を実施し，症状がある程度安定(固定)した時点で包括的な検査を行うことが多い．就学に関連して知的機能の評価が必要である場合など，症例の背景に応じて必要な検査を随時行っていく．年代により使用する検査が異なる場合があるので，留意する．また，標準値がない年代もあり，その場合は参考値として用いる(**表2**)．

訓練内容や訓練教材は，障害のタイプにより様々であり，また個別性が高いものである．学校の授業内容も情報収集し，必要に応じて訓練に取り入れ，より実用的な訓練を行う．

3）構音障害・音声障害

構音検査や音声の評価を実施する．その結果をもとに訓練を進めていく．この年代では羞恥心から構音や発声の練習を十分にできないこともある．同室者の目，家族の目，医療者の目など様々である．本人が少しでもやりやすい環境(個室など)を模索しながら進める必要がある．検査結果をもとに訓練プログラムを立案するが，その際も羞恥心により「できるけど，あまりやりたくない」ことを強要しないよう，配慮しながら訓練を進め

表 2. 高次脳機能検査一覧

	検査名	適用年齢
知的機能	WISC-Ⅳ知能検査	5～16歳11か月
	WAIS-Ⅲ成人知能検査	16～89歳
注意	CAT	20～70歳代
	TMT-J	20歳代～80歳代
記憶	言語性対連合学習検査	16歳～
	Benton視覚記銘検査	小学2年～／20歳代～
	WMS-R	16～74歳
	リバーミード行動記憶検査	39歳以下, 40歳～59歳, 60歳以上
言語機能	標準失語症検査	年齢制限なし
遂行機能	BADS日本版	40歳以下～87歳
空間認知	標準高次視知覚検査	年齢制限なし
行為	標準高次動作性検査	年齢制限なし

CAT：標準注意検査法
TMT-J：Trail Making Test 日本版
WMS-R：ウェクスラー記憶検査
BADS：Behavioral Assessment of the Dysexecutive Syndrome

る必要がある.

4）介入の際の留意点

治療中は，疼痛や倦怠感など様々な症状がでる．少しでもモチベーションが上がるように，摂食嚥下訓練であれば嗜好に合わせたものを，高次脳機能訓練であればゲームアプリなどを活用する．治療などのストレスが強いと，訓練への拒否につながることもある．その場合は，まず傾聴して本人の心理面の支援を優先して行い，本人が受け入れられる内容を少しずつ聞き出していくことも大切である．高次脳機能障害については長期的な経過の中で症状が変化することも考えられ，定期的な評価を行い，患者や家族，学校などへのフィードバックが重要である．

両親や兄弟など家族への指導を行う際は，家族のマンパワーや心理状態を情報収集したうえで，できるサポートを指導する．摂食嚥下面の介入においては，食材の選定やとろみつけや味つけ，温度など調理の工夫を，自宅での環境や本人の嗜好などの情報をもらいながら，指導する．自宅で安全に楽しく経口摂取ができるように環境調整を行う．

YA世代

1．病　態

この世代では，脳腫瘍，骨腫瘍，白血病，リンパ腫以外に，少ないが頭頚部がんなどの症例も散見される．頭頚部がんは主に舌がん症例であり，切除範囲にもよるが，術後の構音障害，嚥下障害を生じる症例がある．脳腫瘍では，覚醒下手術で言語機能温存をはかるアプローチが行われることもあり，言語機能については術後の機能障害はほとんど見られないか，見られても軽度であることが多い．また，前述のとおり，血液がんの移植後の日和見感染で脳炎を生じると，記憶障害や注意障害など高次脳機能障害を生じる．記憶障害では前向性健忘のほか，過去の出来事を想起できない逆向性健忘を生じることもあり，回復には時間を要することが多い．

2．障害別に見た言語聴覚療法の内容
1）頭頚部がんの摂食嚥下障害

術前に構音や嚥下機能についてのスクリーニングを行い，潜在的機能障害がないかを確認する．同時に術後の構音や嚥下訓練の流れ，拡大手術では気管切開を行うためしばらく発声ができないことなど，術後のボディイメージの変化について説明し，具体的なイメージを持つことができるよう

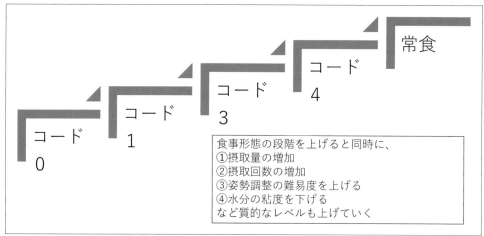

図 2. 段階的摂食訓練

（日本摂食・嚥下リハビリテーション学会医療検討委員会：日本摂食・嚥下リハビリテーション学会嚥下調整食分類 2013．日摂食嚥下リハ会誌，17(3)：255-267，2013．より作図）

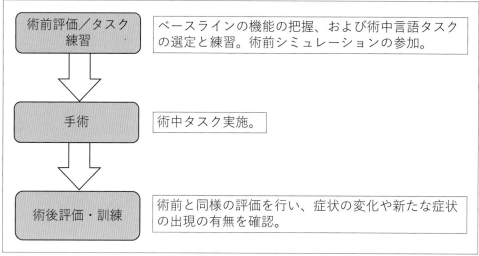

図 3. 覚醒下手術の流れ

支援する．

　術後は，咳・痰の喀出の仕方，唾液処理の仕方の指導から開始し，創部以外の口腔器官の運動を行う．術後1～2週間ほどで創部が落ち着いたらVFなどの精査を行い，不顕性誤嚥の有無や機能障害の程度を詳細に把握して，さらに嚥下訓練を進めていく．嚥下訓練が進んできたら，段階的に食事形態を変更していく（**図2**）．

2）高次脳機能障害

a）脳腫瘍の周術期

　ここでは，言語機能温存を考慮した覚醒下手術の流れを中心に述べる．手術前は知的機能，言語機能評価を行い，ベースラインを把握する（覚醒下手術以外でも同様である）．術前には言語症状

はあっても軽度であることが多い．術中の言語野マッピングのための言語タスクの練習も術前に十分に行う．術前に行う手術室でのシミュレーションにも参加し，実際にカード呈示や質問応答の方法を確認しておくなど，できるだけ具体的に内容を伝え，患者の不安軽減に努める．術前は特に不安が強く，評価時に不安を吐露される場面が多々ある．患者の思いを傾聴し，術中は決められたタスクを行い，言語症状の有無を術者へフィードバックする．術後は，通常の周術期の介入と同様，意識障害が概ね改善したことを確認してから，包括的な検査を行い，障害の有無を評価する．言語機能に問題を認めた場合は，障害の程度により適切な訓練プログラムを立案し，訓練を進めてい

表 3. 注意・記憶障害の分類

注意の分類	内容	記憶の分類		貯蔵期間
持続性注意	長期間，注意を持続させる．	感覚記憶		1秒以内
転換性注意	複数の刺激に対する注意を必要に応じて切り替えること．	短期記憶≒作業記憶		20～30秒以内
選択性注意	数ある刺激の中から特定の刺激に対し注意を向けること．	長期記憶	近似記憶	数分～数日
			遠隔記憶	週～数十年
配分性注意	1度に複数の刺激に注意を向ける．			

く．通常の術後でも注意や記憶などの高次脳機能障害を認めた場合は同様の内容である(図3)．

b) 移植後の日和見感染(脳炎)

脳炎を発症すると，しばしば注意障害や記憶障害を生じる．必要な評価を実施し，訓練を進めていく．注意障害は記憶へも影響するので，優先的に訓練を行う必要がある．注意，記憶ともまずは評価を行い，障害の程度やタイプを把握し，それぞれのレベルに適した訓練プログラムを立案する．注意，記憶についての分類を表3にまとめた．注意障害は，持続性や配分性など障害のタイプに応じた訓練メニューを行う．並行して記憶に対する訓練も行う．記憶障害については，一定の障害が残存することが予想される場合は，早めに代償手段(メモリーノート使用，アラームで行動の管理をするなど)を導入して，日常生活に定着するように訓練を進めていく．高次脳機能障害は，日常生活レベルと，就業で必要とされるレベルを区別して考えていく必要がある．個々人で生活スタイルや就業で求められている能力が異なるため，本人や家族などから必要な情報を得て，訓練プログラムに反映していくことが重要である．

3) 構音障害

頭頸部がん術後(主に舌がん)の構音障害は，嚥下障害がある程度落ち着いたところで，重点的に行っていくことが多いため，必要に応じて外来訓練へ移行することもある．残存舌や口唇，頰の運動範囲を拡大して最大限の運動を引き出すよう訓練するが，障害が重度である場合は，代償構音の習得や，舌接触補助床といった補綴物を使用しながら，構音機能の改善を代償的にサポートする．

4) 介入の際の留意点

YA世代は，親兄弟や学校との関係に加え，配偶者や自身の子ども，職場との関係性にも留意しながらリハビリテーションを進めていく必要がある．高次脳機能障害については，見えにくい障害であるため，検査結果を必要に応じて学校や職場などの関係各所に提示し，障害の程度やタイプを「可視化」することも重要なリハビリテーションの役割となる．そのうえで，どのような接し方が必要なのかを具体例を挙げてアドバイスする．また，嚥下障害を抱えて生活をする際は，職場での昼食時の献立選定や誤嚥予防のための環境設定が実際に可能かどうかの情報を収集し，実際に行えているかの確認も行う．

患者家族への対応

前述したように，高次脳機能障害は見えにくい障害であるため，定期的に検査結果や訓練成果など目に見える形で家族へフィードバックする必要がある．また，記憶障害のうち逆向性健忘については特に家族からの情報が評価に重要であるため，しっかりとした情報取集を行えるよう，家族との信頼関係を築くことも必要である．患者の子どもに対しては，記憶障害や注意障害についての説明はより具体的に行う必要があるし，本人が子どもたちへどのように説明しているかも把握し，本人の気持ち，自尊心などに配慮したかかわりを行う．

文 献

平野哲雄ほか(編)，言語聴覚療法 臨床マニュアル 改訂第3版，pp.320-321，pp.332-333，協同医書出版社，2014．

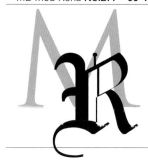

特集／AYA 世代のがんへのリハビリテーション医療

AYA 世代に対するがんのリハビリテーション医療 進行がん・終末期がんを中心に

矢木　健太郎[*]

Abstract　　AYA(adolescent and young adult)世代の進行期・終末期のリハビリテーション診療では，患者の状態や予測される予後を把握したうえで，状態変化へは臨機応変に対応しつつ，患者や家族の希望に沿った目標に向かってハビリテーション治療を提供する．どのような環境で残りの人生を過ごすかということを考えるうえで，在宅療養は本人の QOL や家族のグリーフケアという観点からも重要な選択肢となり得る．様々なライフステージの途中にあるこの世代の患者や，その家族の希望は個別性が高いため，多職種で連携し，患者やその家族の希望を可能な範囲で実現させるために，それぞれの専門性を発揮してケアを提供していく必要がある．

Key words　　進行期・終末期がん(advanced/terminal cancer)，YA 世代(young adult)，希望(hope)，在宅療養(home care)，グリーフケア(grief care)

AYA 世代とは

　日本においては，小児医療の対象になる15歳までと，介護保険制度の対象になる40歳以降の狭間にある15〜39歳が AYA 世代と呼ばれていることが多い[1]．2018 年の統計において，全がんに占める AYA 世代のがん罹患割合は約 2%[2]であった．また，国内の 2019 年 AYA 世代のがんによる死亡は15〜19 歳 126 名，20〜24 歳 158 名，25〜29 歳 246 名，30〜34 歳 512 名，35〜39 歳が 1,091 名の計 2,133 名であり，全死亡に占める AYA 世代の割合は 0.6% であった[3]．

当院での AYA 世代がんリハビリテーション 診療について

　当院は福岡県久留米市にあり，病床数 1,097 床の地域がん診療連携拠点病院である．2018〜20 年度におけるリハビリテーション処方数の平均は 6,541 件/年，そのうちがん患者リハビリテーショ

ン料算定の新規患者は914件/年で，全処方数の約 14% であった．16 歳以上，40 歳未満のがん患者リハビリテーション料算定数は 31 件/年であり，全処方の 0.5%，がん患者リハビリテーション料算定患者の中でも 3〜4% であった．年齢別にみてみると 10 歳代が 7%，20 歳代が 23%，30 歳代が 70% という割合であり，血液疾患が 10 歳代は 100%，20 歳代は 90%，30 歳代では 40% を占め，その他は固形がんであった．固形がんでは 85% 以上が乳がん，もしくは卵巣がんであった．長野県内の AYA 世代のがん現状報告(2016〜18 年)では，10 歳代では脳・中枢神経系，血液疾患，骨・軟部腫瘍，20 歳代が子宮頚，脳・中枢神経系，甲状腺，30 歳代では子宮頚，乳房，脳・中枢神経が上位を占めていた[4]．今回の当院の調査では，脳・中枢系を含んでいないが，それ以外では長野県の AYA 世代のがんの頻度に重なるところがあると考えられる．3 年間におけるリハビリテーション治療を実施した AYA 世代の実人数は，10 歳代 4

* Kentaro YAGI, 〒 830-8543 福岡県久留米市津福本町 422　雪の聖母会聖マリア病院リハビリテーション室, 理学療法士

名，20歳代が8名，30歳代が33名である．この全45名のうち，リハビリテーション治療を終末期に近い時期まで実施した患者は8名であり，20歳代後半以上の年齢が6名を占めた．10歳代，20歳代のがん患者を診る機会が少ないのは，これらの世代のがんが希少がんであることが多いことや，小児がんからの延長であるなどの理由により，がんセンターや大学病院など，がん専門の病院で治療することが多いためであると考えられる．当院のように，がんを取り扱う地域の病院のリハビリテーション診療において AYA 世代の患者と向き合う機会は少ないというのが実情であることがわかる．さらに AYA 世代の中でも大勢を占める30歳代であっても終末期まで担当する機会は少ないといえる．しかし，AYA 世代の進行期・終末期がんのリハビリテーション治療を担当する機会がある限り，私たちは適切に対処していく必要がある．

AYA 世代のニーズとゴール設定

AYA 世代は，進学や就職，恋愛や結婚，出産など様々なライフイベントに直面する時期であり，そのニーズは個別性が高いことが予想される．AYA 世代のがん患者・がん経験者を対象とした包括的なアンケート調査[2]によると，治療中の AYA 世代がん患者の悩みの中で，「自分の将来のこと」「仕事のこと」「経済的なこと」が上位を占めていた．また，AYA 世代でも思春期世代(adolescent：A 世代)では「自分の将来のこと」「学業のこと」「体力の維持や運動について」が上位となったのに比べ，25歳以上の若年成人世代(young adult：YA 世代)では，「仕事のこと」「将来のこと」「経済的なこと」が上位を占める中，「家族の将来のこと」や「不妊治療や生殖の問題」の悩みが増えるなど世代間による特徴が見られた．アンメットニーズについても，「自分の将来のこと」や「生き方，死に方」「家族の将来のこと」「性のこと」「恋愛・結婚のこと」など，高い割合で相談できなかったことが示されており，スピリチュアルケアやピアサポートの活用など，支援の体制には工夫が必要である[5]と考えられている．

ここで見られるように10歳代の A 世代と，それ以降の YA 世代のニーズは世代間ギャップが見られ，本稿で述べていく終末期の特徴も異なると考えられる．本稿では YA 世代(主に20代後半から30代後半の世代)中心に述べていきたい．

YA 世代は前述のように様々なライフイベントの途中であることが多く，そのニーズは個人差が大きい．患者がここに至るまでにどのようにしてがんと闘ってきたのか，もしくは共生してきたのか，疾患についてどこまで説明を受けているのか(生命予後まで告知されているのか)，これまでどのような心理的変遷を経てきたのか，現在の心境はどうあるのか，心理的サポートを受けているのか，どのような家族構成で，家族の中で本人の役割はどのようなものであるか，どのような職業でどのような役割を担っていたのか，趣味は何であるのか，その他社会的役割などがあったか，やり残している仕事や役割はないかなど，患者のバックグラウンドが患者や家族のニーズにつながるため，可能な限りカルテ情報や主治医・担当スタッフから聴取し，情報を得る．家族や本人にしかわからないことは当人から直接聴取していくこととなる．リハビリテーション専門職の立場から，患者がどのようなことに困っているのか，もしくは今後の療養をどのように過ごしていきたいかなどを，リハビリテーション治療実施時間中の世間話の中でも良いので，可能な範囲で聴取していき，得られた情報については早急に診療録にて多職種と情報共有する．患者の気持ちや考えは，体調の変化や親族からの発言など，ちょっとした影響によって変化することも多いため，他職種が既に聞いた内容であっても，確認のために再び聞くことは差支えないと考える．リハビリテーション治療におけるゴール設定は，患者および患者家族と相談しながら決定していく．

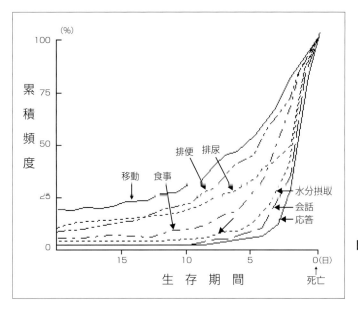

図 1. 日常生活動作の障害の出現からの
生存期間

（文献 7 より引用）

進行期・終末期リハビリテーション診療について

　進行期・終末期がんにおけるリハビリテーション治療の内容は，他の疾患へのリハビリテーション治療と大きな差はない．患者の quality of life（以下，QOL）の向上を目指し，理学療法（以下，PT）・作業療法（以下，OT）・言語聴覚療法を提供する．Activity of daily living（以下，ADL）の維持向上のための練習・動作指導・家族や病棟スタッフへの介助方法指導，呼吸練習，喀痰練習，痛み軽減のためのポジショニングやシーティング，ストレッチング，リラクセーション，各種物理療法，離床，筋力増強トレーニング，浮腫軽減目的に圧迫療法やドレナージ，耐久性向上のための有酸素運動など．他の疾患別リハビリテーション治療との違いは，病状進行の影響により，機能や ADL 能力の向上が必ずしも前提とならない場合がある点である．そのため，患者がどのような時期にあるのかを把握し，流動的にその目標やアプローチを違和感なくシフトしていく配慮や技術が必要となる．

　がんのリハビリテーション治療は大きく予防的，回復的，維持的，緩和的リハビリテーションの 4 つに分類される[6]．進行期・終末期の患者の多くは，がんと共生し，かつ治癒することは難しく，主な治療は現状維持や症状緩和をメインとする時期であり，維持的・緩和的リハビリテーショ

ン治療の時期にある．生命予後が比較的長く，がん治療の過程によって生じていた廃用を呈した患者については，廃用に対するアプローチを行うことによって，身体機能や ADL 能力を向上させることが可能な場合もある．個々の患者についてどのような機能障害や能力障害があるのか評価し，さらに希望や予後を踏まえたうえで必要に応じたリハビリテーション治療を提供していく．また，予後や患者の病状の進行によっては，機能向上ではなく，残存する機能をもとにバイオメカニクスに基づいた効率的な動作指導，杖や歩行器・介助バーなどの福祉用具の提供，環境調整などを行うことにより，患者の ADL の自立や自律（autonomy）を支えることも必要である．患者が現在どの時期にいて，今後どのように経過することが予想されるのか，主治医を中心として多職種で情報把握し，身体機能の向上を前提としない環境調整や各種福祉用具の選定，動作方法の考案など，アイデアの提案やコーディネートもリハビリテーション治療の重要な役割の 1 つとなる．終末期のがん患者の特徴として，生命予後 10 日前後になると移動や排尿や排便が障害され，約 1 週をきると急激に ADL が障害されていく（**図 1**）[7]といわれている．病状の進行とともに ADL 能力は急激に低下することもあるため，刻々と変化していく状態に合わせた，より臨機応変な対応が求められるのである．

68

進行期・終末期がんリハビリテーション治療の効果

　進行がんや終末期のがんに対するリハビリテーション診療について，がんのリハビリテーション診療ガイドライン[8]では，身体機能やADL改善を目的とした訓練に加え，苦痛症状に合わせた徒手療法，呼吸排痰訓練などを組み合わせて行うリハビリテーション治療を包括的リハビリテーション治療と定義し，その効果について述べられている．進行がん患者に対する包括的リハビリテーション治療は，身体機能の改善やADLの維持，疼痛や倦怠感の軽減，精神面・QOLの改善などが期待できるとし，エビデンスレベルBで推奨（弱い推奨；グレード2B）されている．また，在宅ホスピスケアを受ける患者のリハビリテーションに関する研究[9]では，60名に対する週2回，6週間の訪問リハビリテーションによる理学療法プログラムの効果について，疼痛や抑うつなどの身体的・精神的症状の軽減，転倒リスクの軽減，ADLやQOLが向上したと述べられている．対象となった論文は，20・30歳代を含む研究もあるものの，AYA世代より上の世代を対象としたものがほとんどであり，AYA世代の進行期・終末期のリハビリテーション治療にどのくらい適応できるかについては，今後の研究が待たれる．

YA 世代と在宅療養

　AYA世代のがん患者，およびがんサバイバーへのアンケート調査[10]では，終末期のケアに関して8割が生命予後の告知を希望し，約6割が在宅での療養を希望していた．年齢別で見ると20歳代までは約7割，30歳代では56％が在宅を希望していた．さらに緩和ケア病棟での療養の希望については，20歳代以下が0〜12％であるのに対して，30歳代では29％であり，特徴的であったといえる．筆者はこの特徴について，30歳代の家族構成は子どもが小さいといったことや，同居する両親がA世代の親よりも高い年齢となるといった特性が一因となっているであろうと考察している．

30歳代のYA世代は在宅で過ごすことによる家族へ負担を考慮し，遠慮する気持ちが表れているものと考えられる．しかし，2020年からのCOVID-19のパンデミック以降，入院中の家族面会の機会は大きく制限されている．AYA世代の終末期は，親にとっても，配偶者にとっても，子どもにとっても早すぎる別れとなる可能性があり，残された時間の過ごし方は，遺される家族のグリーフケアの観点からも非常に重要になると考えられる．30歳代では在宅療養の希望が下がってはいたものの，今後のwithコロナ時代には，より重要な選択肢になると考えられる．

　在宅療養を目指すうえでの問題の1つに，40歳未満のがん患者は介護保険制度が利用できないということがある．40歳未満であっても，在宅に戻る際，医療保険による在宅医療サービスは利用可能である（特にがん末期であることが診断されていれば，より手厚く利用可能）．しかし，介護保険は使えないため，ベッドや福祉用具を借りる際には自費で賄わざるを得ず，家族負担が大きくなる可能性がある[5]．この問題に対して近年，独自の介護負担軽減策を打ち出している地方自治体が増えている．九州でも徐々に39歳以下の若年がんの在宅療養支援のための介護助成を行う自治体が登場し，当院のある久留米市でも2019年度より助成が開始された．介護保険の給付サービスに則って，食事や入浴，着替えなどの訪問介護，車椅子・介護ベッドのレンタルにかかる費用，特殊福祉用具の購入などについて月額6万円を上限に9割を助成している．このようなサービスを受けることができるかどうかは，患者の住民票がある自治体がそのような制度を実施しているか否か，また，どのような範囲で助成されているかによる．そのため在宅復帰の希望がある場合は，ソーシャルワーカーにつなぎ，活用できるサービスを最大限利用して，家族の負担を軽減しながら在宅調整し，在宅復帰を支えていく．今後，地域によらず，すべての地域で療養環境が整備されることが期待される．

グリーフケア

　グリーフケアのグリーフ（grief）とは「悲嘆」であり，大切なものを失ったことに対する反応で，その悲しみのプロセスである[11]．グリーフは喪失に対する個人的な経験であり，他の人の悲嘆と比較することはできない．グリーフの原因となる喪失は病気や身体の一部，あるいは機能の喪失，転校や失業など慣れ親しんだものの喪失，試験の失敗などの自尊心の喪失なども含まれ，その最大のものが関係者との死別による喪失とされている[12]．AYA 世代の患者との別れは，遺族にとって特に大きな悲嘆となり得る．一般的に悲嘆を生じたとしても，その多くは自然に回復へ向かい，故人のいない生活へ再適応していく．しかし，遺族の中には急性の強い悲嘆が遷延し，2.7%[12]〜14%[13]が複雑性悲嘆をきたし，日常生活や社会生活機能に支障をきたす状態となる場合があり，注意が必要である．

　塩崎ら[14]は，悲嘆の強さと後悔の強さには，中等度の相関が見られたとし，行わなかったことに対する後悔を報告した遺族は，悲嘆が強い傾向にあったと述べている．これらを踏まえ，リハビリテーション診療ではグリーフケアという観点から，患者家族に何ができるだろうかという視点を念頭に置き，患者へリハビリテーション治療を提供していく必要があると考えられる．進行期・終末期患者のリハビリテーション治療を行う際，何かしら家族の協力を得られないか，患者と家族と協働してできることがないか模索する．可能な介助方法などを伝えて実施してもらうことや，軽いストレッチの仕方やポジショニングのコツ，趣味を一緒にやってもらう，外出・外泊・帰宅に向けた調整を一緒に行ってもらうなど，患者の希望内容によって家族の協力の形は様々に考えられる．もしも家族と協働して患者の希望に沿えたアプローチができたならば，患者が亡くなられた後も，遺された家族には患者本人の希望を支えることができた，例えできなかったとしても希望を支えようと努力することができたという事実が残る．その事実は，できなかったことにより生じる後悔や悲嘆を軽減させることにつながると考えられる．

事　例

　背景：30 歳代，男性 A 氏．今回緩和ケア病棟に入院する数年前に隆起性皮膚線維肉腫の診断にて手術や化学療法などの治療を繰り返し行っていた．入院 1 年前より progress disease と判断され，症状緩和を中心にしながら自宅療養し，症状悪化のため当院緩和ケア病棟へ入院となった．入院翌日，ADL 向上目的に理学療法・作業療法を開始した．

　初期評価：Japan coma scale（以下，JCS）I-2〜II-10 で傾眠傾向あり，physical prognostic index（以下，PPI）11 点，主治医による生命予後予測は 1 か月であった．経鼻酸素 3 l にて血中酸素飽和度97%，CT では後縦隔周囲の腫瘍が胸腔を圧排し，上腹部から骨盤内部では，多くの場所が腫瘍にて占拠されている状態であった．起居動作・座位保持修正自立〜監視，移乗・移動動作軽〜中介助，1 人介助下で歩行器を使用し個室内のトイレを使用しており，functional independence measure（以下，FIM）76 点であった．るい痩著明で，腹部膨隆著明に加え，両下肢，陰嚢・陰茎に中等度の浮腫があり，これが排尿困難や脚の重だるさ・下肢可動域制限による動きにくさにつながり，本人の苦痛となっていた．

　技術職の会社員であり，妻と共働き．子どもは幼児 2 人，自身の両親の 6 人暮らしであった．本人と妻には予後も含めた説明が主治医よりなされているが，本人には 1 か月とまでは説明されておらず，「永くはないのだろう」という程度の認識であった．

　ニーズ：初期時に聴取した本人のニーズは，浮腫の軽減とできるだけ家族と過ごしたいということであった．妻に話を聞くと，子どものために何か遺してほしい，本人にも自分がいなくなった後

のことも考えて行動してほしいとのことであった.

介入：PT介入は主に浮腫への対応や呼吸練習，部屋でのADL能力向上，および転倒防止のための動作指導，環境調整を行った．OTでは作業環境の調整，作業を通じて生活リズムの改善や座位耐久性の維持を行い，思い出の品・遺品の作成を病棟看護師と協働しながら行った．

- リンパ浮腫：主治医・本人・家族と相談のうえ，緩和的に対応することとなった．両下肢にはエラスコットを使用して軽い圧迫を行い，妻や病棟看護師へ巻き方のデモンストレーションを行い，巻き直しに対処してもらった．1週間で周径はおおむね大腿部が1cm，下腿最大周径は約3cm減少し，本人の重だるさを軽減することができ，下肢の可動域も拡大し，基本動作能力が向上した．陰茎・陰嚢浮腫には泌尿器科と相談し，陰嚢および亀頭部以外の陰茎にハイスパンを使用して軽く圧迫した結果，浮腫は若干軽減し，排尿しやすくなったとの感想であった．しかし包帯が緩んだ際の巻き直しは，妻にとって技術的に困難であったため，その後の継続は断念された．
- 思い出の品：OTや看護師など多職種で情報共有し，本人へ子どもたちに贈る物の作成を提案し，いくつかアイデアを提示したところ，ビーズアクセサリーの作成やメッセージのあるアルバムの作成，将来の子どもたちへのビデオメッセージなどを希望されたため，作業を通して作成を実施した．

経過：入院後10日で眠剤変更，およびその服薬方法を調整することなどで，傾眠やせん妄は改善された．そこで11日目に自宅へ外泊を実施．この外泊により自宅生活をすることへの意欲と自信がついた様子であった．

最終評価：意識レベルはクリアからJCS I-1へと改善し，呼吸困難感はなく，せん妄もなくなり，ADLも改善した．最終的にPPIは1点へ改善し，予後予測は6週以上となった．浮腫に対してはエラスコットを筒状包帯に変更し，入院後3週で起居動作自立，移乗動作監視～修正自立，室内移動歩行器で監視レベル，FIM 88点にて自宅退院となった．

ポイント：当時は40歳未満の在宅療養支援のための介護助成は存在しなかったため，医療保険で可能な範囲のサービスを利用することとした．両親と同居していたため，妻が働きに出たとしても療養可能な環境での自宅復帰となった．子どもたちにもアルバム作成に参加してもらったり，一緒にビーズアクセサリーをつくったりとグリーフケアを意識した共同作業も行ってもらうことができた．入院当初，予後1か月と予想されていたが，結果的には退院後も2か月ほど自宅療養できていたとのことであった．環境調整や浮腫への対応，遺品の作成など迅速に多職種協議のうえ対応できたことで，患者のQOLを向上させ，また遺される家族のグリーフケアの一端をも担うことができたと考えられた症例であった．

おわりに

AYA世代の患者の進行期・終末期への対応を中心に述べてきた．変化の多い様々なライフイベントの途中にある世代であり，その進行期・終末期のリハビリテーション診療では，本人やその家族のQOL向上の観点に基づいたケアを提供する．ケアは患者や家族の希望がベースとなるが，患者の状態や予後，環境を考えたときにどのように実現していくかは，希望がどのような背景から出たものかによって提供する方法や手段は変化すると考えられる．患者の希望に応えるためにはどのような支援の方策が最適か，患者のバックグラウンドを含めて多職種で検討していく必要がある．リハビリテーション診療はその専門性を活かして患者・家族のQOL向上のためのチームケアの一端を担うこととなる．

現在は進行期・終末期AYA世代のリハビリテーション診療に関する研究は少ない．患者数が少ないことが原因であるとも考えられるが，全国規模の多施設で連携し，エビデンスを構築していくことが今後の課題であると考える．

文 献

1) 富岡晶子：AYA 世代がん患者の看護．ファルマシア，**54**(12)：1119-1123，2018.

2) 国立がん研究センターがん情報サービス「がん統計」(全国がん登録)：全国がん罹患データ(2016 年〜2018 年)〔https://ganjoho.jp/reg_stat/statistics/data/dl/index.html〕(2021 年 10 月 15 日参照)

3) 国立がん研究センターがん情報サービス「がん統計」(厚生労働省人口動態統計)：全国がん死亡データ(1995 年〜2019 年)，〔https://ganjoho.jp/reg_stat/statistics/data/dl/index.html〕(2021 年 10 月 15 日参照)

4) 唐澤芽唯ほか：院内がん登録からみた長野県の Adolescents and Young Adults(AYA)世代のがんの現状．信州医学雑誌，**68**(6)：371-377，2020.

5) 清水千佳子：がんサポーティブケアのいま・これから(VOL. 18)AYA 世代のがん現状と課題．新薬と臨床林，**68**(12)：1567-1571，2019.

6) 辻 哲也ほか：Ⅱ．がんのリハビリテーションの概要．1．癌のリハビリテーションの歴史と基本的概念．辻 哲也ほか(編)，がんのリハビリテーション，pp. 53-59，金原出版，2006.

7) 恒藤 暁：最新緩和医療学，pp. 19-20，最新医学社，1999.

8) 日本リハビリテーション医学会／がんのリハビリテーション診療ガイドライン改訂委員会(編)，CQ2 第 11 章進行がん・末期がん，がんのリハビリテーション診療ガイドライン第 2 版，pp. 263-268，金原出版，2019.

9) Ćwirlej-Sozańska A, et al：Assessment of the effects of a multi-component, individualized physiotherapy program in patients receiving hospice services in the home. *BMC Palliat Care*, **19**(1)：101, 3020.

10) Hirano H, et al：Preferences Regarding End-of-Life Care Among Adolescents and Young Adults With Cancer, Results From a Comprehensive Multicenter Survey in Japan. *J Pain Symptom Manage*, **58**：235-243, 2019.
    Summary AYA 世代がんサバイバー，およびがん罹患中患者341名を対象としたエンドオブライフへの考えも含まれた貴重な調査となっている.

11) 下稲葉かおり：医療者のグリーフとレジリエンス〜私たちにケアは必要ですか？〜．看護科学研究，**16**：90-95，2018.

12) Fujisawa D, et al：Prevalence and determinants of complicated grief in general population. *J Affect Disord*, **127**：352-358, 2010.

13) 青山真帆：遺族の複雑性悲嘆 JHOPE3 の結果から．緩和ケア，**27**(2)：81-84，2017.

14) 塩崎麻里子ほか：遺族の後悔と精神的健康の関連行ったことに対する後悔と行わなかったことに対する後悔．社会心理学研，**25**(3)：211-220，2010.

第4回日本運動器 SHOCK WAVE 研究会学術集会
SHOCK WAVE JAPAN 2022

日　時：2022年9月11日(日)9時30分〜16時45分
　※開催時間は多少前後する可能性があります.

会　長：金森章浩(筑波大学　医学医療系　スポーツ医
　　　　　学　講師)

テーマ：なぜ体外衝撃波治療を選択するのか？
　　　　　―SHOCK WAVE をもう一度理解する―

開催形式：集会形式＋オンデマンド配信
　　　　　(2022年9月22日(木)〜10月7日(金)予定)

参加費：
　医師：8,000円
　コメディカル：4,000円
　※本セミナーの参加費には日本運動器 SHOCK
　　WAVE 研究会の年会費が含まれます.
　※本セミナーに参加いただきますと, 自動的に1年間
　　研究会会員として登録されます.
　※オンデマンド配信視聴のみの場合も参加費は変わり
　　ません.

主　催：日本運動器 SHOCK WAVE 研究会

ホームページ：http://josst.org/

参加申し込み方法：研究会ホームページより事前参加登
　録をお願いいたします.
　※オンラインでの登録のみとなります.
　　事前登録が無い場合, 当日ご来場いただいてもご参
　　加いただけません.
　※「配信視聴のみ」を選択された場合, 当日ご来場い
　　ただいてもご参加いただくことはできません.
　※当日ご来場分の申し込みは定員200名に達し次第,
　　受付を締め切らせていただきます.

お問い合わせ：下記研究会事務局メールアドレスへお問
　い合わせください.
　josst201664@gmail.com

参加登録ページ QR コード

FAXによる注文・住所変更届け

改定：2015年1月

　毎度ご購読いただきましてありがとうございます.

　読者の皆様方に小社の本をより確実にお届けさせていただくために，FAXでのご注文・住所変更届けを受けつけております. この機会に是非ご利用ください.

◇ご利用方法

　FAX専用注文書・住所変更届けは，そのまま切り離してFAX用紙としてご利用ください. また，注文の場合手続き終了後，ご購入商品と郵便振替用紙を同封してお送りいたします. **代金が5,000円をこえる場合，代金引換便とさせて頂きます.** その他，申し込み・変更届けの方法は電話，郵便はがきも同様です.

◇代金引換について

　本の代金が5,000円をこえる場合，代金引換とさせて頂きます. 配達員が商品をお届けした際に，現金またはクレジットカード・デビットカードにて代金を配達員にお支払い下さい(本の代金＋消費税＋送料). (※年間定期購読と同時に5,000円をこえるご注文を頂いた場合は代金引換とはなりません. 郵便振替用紙を同封して発送いたします. 代金後払いという形になります. 送料は定期購読を含むご注文の場合は頂きません)

◇年間定期購読のお申し込みについて

　年間定期購読は，1年分を前金で頂いておりますため，代金引換とはなりません. 郵便振替用紙を本と同封または別送いたします. 送料無料，また何月号からでもお申込み頂けます.

　毎年末，次年度定期購読のご案内をお送りいたしますので，定期購読更新のお手間が非常に少なく済みます.

◇住所変更届けについて

　年間購読をお申し込みされております方は，その期間中お届け先が変更します際，必ずご連絡下さいますようよろしくお願い致します.

◇取消，変更について

　取消，変更につきましては，お早めにFAX，お電話でお知らせ下さい.

　返品は，原則として受けつけておりませんが，返品の場合の郵送料はお客様負担とさせていただきます. その際は必ず小社へご連絡ください.

◇ご送本について

　ご送本につきましては，ご注文がありましてから約1週間前後とみていただきたいと思います. お急ぎの方は，ご注文の際にその旨をご記入ください. 至急送らせていただきます. 2〜3日でお手元に届くように手配いたします.

◇個人情報の利用目的

　お客様から収集させていただいた個人情報，ご注文情報は本サービスを提供する目的(本の発送，ご注文内容の確認，問い合わせに対しての回答等)以外には利用することはございません.

　その他，ご不明な点は小社までご連絡ください.

株式会社 全日本病院出版会

〒113-0033 東京都文京区本郷 3-16-4-7 F
電話 03(5689)5989　FAX03(5689)8030　郵便振替口座 00160-9-58753

FAX 専用注文書

5,000 円以上代金引換

ご購入される書籍・雑誌名に○印と冊数をご記入ください

○	書 籍 名	定価	冊数
	健康・医療・福祉のための睡眠検定ハンドブック up to date 　新刊	¥4,950	
	輝生会がおくる！リハビリテーションチーム研修テキスト	¥3,850	
	ポケット判　主訴から引く足のプライマリケアマニュアル	¥6,380	
	まず知っておきたい！がん治療のお金，医療サービス事典	¥2,200	
	カラーアトラス　爪の診療実践ガイド　改訂第2版	¥7,920	
	明日の足診療シリーズⅠ 足の変性疾患・後天性変形の診かた	¥9,350	
	運動器臨床解剖学—チーム秋田の「メゾ解剖学」基本講座—	¥5,940	
	ストレスチェック時代の睡眠・生活リズム改善実践マニュアル	¥3,630	
	超実践！がん患者に必要な口腔ケア	¥4,290	
	足関節ねんざ症候群—足くびのねんざを正しく理解する書—	¥5,500	
	読めばわかる！臨床不眠治療—睡眠専門医が伝授する不眠の知識—	¥3,300	
	骨折治療基本手技アトラス—押さえておきたい10のプロジェクト—	¥16,500	
	足育学　外来でみるフットケア・フットヘルスウェア	¥7,700	
	四季を楽しむビジュアル嚥下食レシピ	¥3,960	
	病院と在宅をつなぐ 脳神経内科の摂食嚥下障害—病態理解と専門職の視点—	¥4,950	
	睡眠からみた認知症診療ハンドブック—早期診断と多角的治療アプローチ—	¥3,850	
	肘実践講座　よくわかる野球肘　肘の内側部障害—病態と対応—	¥9,350	
	医療・看護・介護で役立つ嚥下治療エッセンスノート	¥3,630	
	こどものスポーツ外来—親もナットク！このケア・この説明—	¥7,040	
	野球ヒジ診療ハンドブック—肘の診断から治療，検診まで—	¥3,960	
	見逃さない！骨・軟部腫瘍外科画像アトラス	¥6,600	
	肘実践講座 よくわかる野球肘　離断性骨軟骨炎	¥8,250	
	これでわかる！スポーツ損傷超音波診断 肩・肘+α	¥5,060	
	達人が教える外傷骨折治療	¥8,800	
	ここが聞きたい！スポーツ診療 Q & A	¥6,050	
	訪問で行う 摂食・嚥下リハビリテーションのチームアプローチ	¥4,180	

バックナンバー申込（※ 特集タイトルはバックナンバー 一覧をご参照ください）

❀メディカルリハビリテーション(No)

No＿＿＿＿　　No＿＿＿＿　　No＿＿＿＿　　No＿＿＿＿　　No＿＿＿＿
No＿＿＿＿　　No＿＿＿＿　　No＿＿＿＿　　No＿＿＿＿　　No＿＿＿＿

❀オルソペディクス(Vol/No)

Vol/No＿＿＿　Vol/No＿＿＿　Vol/No＿＿＿　Vol/No＿＿＿　Vol/No＿＿＿

年間定期購読申込

❀メディカルリハビリテーション　　　　　　No.　　　　　　から

❀オルソペディクス　　　　　　Vol.　　No.　　から

TEL： 　（　　　）	FAX： 　（　　　）

ご住所	〒		
フリガナ			診療科目
お名前		要捺印	

FAX 03-5689-8030 全日本病院出版会行

全日本病院出版会行

FAX 03-5689-8030

年　　月　　日

住 所 変 更 届 け

お 名 前	フリガナ	
お客様番号		毎回お送りしています封筒のお名前の右上に印字されております8ケタの番号をご記入下さい。
新お届け先	〒　　　　　都道 　　　　　　府県	
新電話番号	（　　　　　）	
変更日付	年　　月　　日より	月号より
旧お届け先	〒	

※ 年間購読を注文されております雑誌・書籍名に✓を付けて下さい。
- ☐ Monthly Book Orthopaedics （月刊誌）
- ☐ Monthly Book Derma. （月刊誌）
- ☐ 整形外科最小侵襲手術ジャーナル （季刊誌）
- ☐ Monthly Book Medical Rehabilitation （月刊誌）
- ☐ Monthly Book ENTONI （月刊誌）
- ☐ PEPARS （月刊誌）
- ☐ Monthly Book OCULISTA （月刊誌）

FAX 03-5689-8030

全日本病院出版会行

Monthly Book Medical Rehabilitation
バックナンバー在庫

2022 年 年間購読のご案内

年間購読料 40,150 円(消費税込)

年間 13 冊発行

(通常号 11 冊・増大号 1 冊・増刊号 1 冊)

送料無料でお届けいたします！

各号の詳細は弊社ホームページでご覧いただけます.
☞www.zenniti.com/

※各号定価 2,750 円(本体 2,500 円＋税)(増刊・増大号を除く)

Monthly Book Medical Rehabilitation　No.277

2022 年 7 月 15 日発行（毎月 1 回 15 日発行）
定価は表紙に表示してあります.
Printed in Japan

発行者　　末 定 広 光
発行所　　株式会社 全日本病院出版会
〒 113-0033　東京都文京区本郷 3 丁目 16 番 4 号 7 階
　　　　電話（03）5689-5989　Fax（03）5689-8030
　　　　郵便振替口座 00160-9-58753

印刷・製本　三報社印刷株式会社　　　電話（03）3637-0005
広告取扱店　㈱日本医学広告社　　　　電話（03）5226-2791

© ZEN・NIHONBYOIN・SHUPPANKAI, 2022